AF499921

[illegible]
[illegible] S.A.
2001

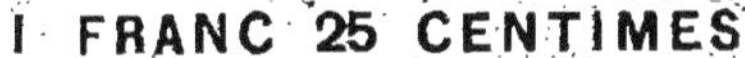

I FRANC 25 CENTIMES

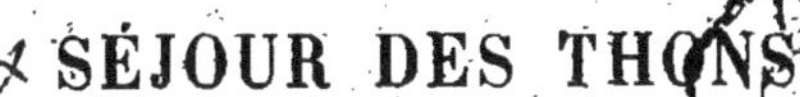

SÉJOUR DES THONS

LES SECRETS DE LA BEAUTÉ DU VISAGE ET DU CORPS DE L'HOMME ET DE LA FEMME

TRAITÉ COMPLET

D'HYGIÈNE, DE PHYSIOGNOMONIE ET D'EMBELLISSEMENT

> Il n'est point de si beau visage qui ne soit susceptible de dégradation, ni de si laid qui ne puisse prétendre à l'embellissement.
>
> (LAVATER, *Essais physiognomoniques.*)

DEUXIÈME ÉDITION

PARIS

CHEZ LEDOYEN, LIBRAIRE-ÉDITEUR

GALERIE D'ORLÉANS, 31, PALAIS-ROYAL

ET CHEZ BALLAY ET CONCHON

RUE MAZARINE, 11, A PARIS, ET A LYON, QUAI DE RETZ, 6

1857

LES SECRETS
DE LA BEAUTÉ
DU
VISAGE ET DU CORPS

PARIS. — TYPOGRAPHIE DE Mme Ve DONDEY-DUPRÉ,
Rue Saint-Louis, 46.

SÉJOUR DES THONS

LES SECRETS

DE

LA BEAUTÉ

DU

VISAGE ET DU CORPS

DE L'HOMME ET DE LA FEMME

TRAITÉ COMPLET

D'HYGIÈNE, DE PHYSIOGNOMONIE ET D'EMBELLISSEMENT

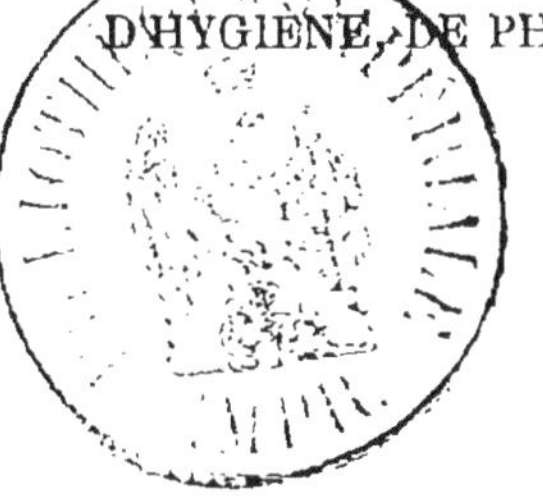

> Il n'est point de si beau visage qui ne soit susceptible de dégradation, ni de si laid qui ne puisse prétendre à l'embellissement.
>
> (LAVATER, *Essais physiognomoniques*.)

DEUXIÈME ÉDITION

PARIS

CHEZ L'AUTEUR, A BELLEVILLE-LÈS-PARIS

10, RUE DE PARIS

1857

PRÉFACE

> L'objet constant des désirs de la femme est la beauté, et ce désir est d'autant plus vif qu'il est plus dissimulé ; c'est donc lui rendre service que de lui offrir un conseil qu'elle peut consulter sans témoin.
>
> (MARIE DE SAINT-URSIN.)

Conserver le plus longtemps possible la jeunesse et la beauté que nous avons reçues de la nature ; corriger et déguiser les imperfections corporelles que la nature, les maladies et l'âge ont apportées dans les différentes parties du visage et du corps, tel est le but que nous nous proposons d'atteindre.

L'art de conserver la beauté est du plus grand intérêt pour les personnes qui en réclament les secours ; outre la satisfaction qu'on éprouve soi-même de se trouver le mieux possible, on sait que les faveurs ou les disgrâces de la nature font rechercher ou fuir dans le monde, réussir ou échouer dans ce qu'on entreprend, enfin qu'elles rendent heureux ou infortuné dans toutes les relations de la vie, et il est très-naturel qu'on s'en occupe avec une prédilection particulière.

Nous ne craignons pas le reproche que l'on peut nous faire d'offrir aux appas secrètement effleurés les secrets occultes qui doivent les réparer.

Combien d'exemples de jeunes personnes trompées par un amour de bonne foi ! Faut-il les condamner au célibat, ou faut-il qu'elles appellent à une triste confidence celui dont elles désirent partager les destins, et qui, même avec de la philosophie, doit à nos préjugés de rompre tout projet d'union après de tels aveux ?

Non : qu'en secret, et sans autre confident que notre livre, son *ami*, la pauvre enfant répare ses pertes, recouvre sa tranquillité privée et la publique estime.

Combien d'hyménées seraient plus heureux, auxquels il n'a manqué pour l'être que les secrets que nous publions ! Combien de célibats forcés eussent cessé par les instructions réunies dans ces feuilles !

Dira-t-on que c'est offrir au vice un moyen de se cacher en effaçant les traces de ses désordres ?

Eh ! l'on pense bien à l'art, quand, oubliant les lois de la société, on s'abandonne au vœu de la nature ! Non, la fille honnête restera telle, malgré les ressources que nous lui présentons, et nous les offrons d'ailleurs à la victime de la séduction et à la mère qui veut conserver l'amour de son époux.

Le mariage, qui nous apparaît plein de charmes à son aurore, ne perd bientôt le prestige qui l'environne que par la négligence mutuelle des époux, et des soins incessants qu'exige l'entretien de la beauté du corps.

Mais les moyens sont souvent ignorés des deux parts, qui n'en connaissent pas l'importance et que l'expérience seule peut leur apprendre.

Ce sont les résultats de cette expérience que nous présentons dans ce livre, et qui seuls peuvent entretenir la puissance que l'on tient de l'amour et de la beauté.

Croyons qu'il est encore des secrets simples, des mélanges innocents, qui, sans retarder les coups de la faux du temps, peuvent masquer ses ravages et prolonger jusque sous les glaces de la vieillesse les roses du printemps, et dans l'âge le plus avancé les heureux dons de la nature.

AVIS AU LECTEUR

SUR LA PRÉPARATION DES COSMÉTIQUES

Pour tous les cosmétiques dont nous donnons la composition dans le cours de cet ouvrage, nous nous sommes attaché à détailler leur préparation, pour que l'on puisse, au besoin, les préparer soi-même.

On peut également les faire préparer par des pharmaciens ou des parfumeurs.

Seulement, pour ces cosmétiques spéciaux indiqués dans ce livre, et pour être préparés seuls, nous croyons qu'un pharmacien est en mesure de donner plus de soins à leur préparation qu'un parfumeur, parce que, non-seulement il est habitué à préparer par petite partie les cosmétiques usuels et les médicaments qu'un parfumeur ne fait qu'en grande quantité à la fois ; mais encore parce que le premier a en sa possession tous les ingrédients nécessaires que n'a pas ce dernier, et principalement dans les petites villes.

LES

SECRETS DE LA BEAUTÉ

I

De la Beauté.

L'auteur de la nature est la source de toute beauté. La vie, qui est un mouvement selon la nature, est belle dans toute sa jeunesse et le feu de sa vigueur, de sa santé ; tandis que les difformités, les plaies, les douleurs inspirent un secret déplaisir, parce qu'elles sont contre les lois de la nature.

Plus une créature est conforme à son type régulier de génération et de vie, plus elle devient brillante d'attraits et de ces charmes vainqueurs qui enflamment l'amour, chacun selon son espèce.

La laideur, au contraire, siége dans l'impuissance et le défaut de concordance des organes; tandis que toute beauté, tout ce qui résulte du concert des proportions, de l'ordre et de la parfaite harmonie de l'organisation ravit d'admiration et d'amour. Tel est l'état des êtres que la nature prépare dans ses jours de joie et de magnificence pour l'éternelle reproduction des types primitifs des espèces.

Sans doute, il est au-dessus de ce monde matériel, derrière ces empreintes corporelles, un type éternel d'ordre ineffable : il existe un principe constant d'harmonie, de concorde, d'unité souveraine, règle essentielle du beau ;

1.

ce module primordial est un rayon de la divinité elle-même, créatrice de tout ce qui est.

L'amour ou l'harmonie, principe de toute concorde, de toute symétrie, émane aussi de la nature et de son sublime auteur. De ce principe résulte par cette même régularité la vigueur du corps et celle de l'âme ou la vertu, parce que de lui découlent la vie et la force.

Au contraire, la discorde ou la haine sont la source de la laideur, de la difformité; d'elles naquirent l'impuissance et la monstruosité du corps. Comme la vie, l'imperfection morale résulte de cette désagrégation, parce que d'elle dérivent tout mal, toute douleur, et toute méchanceté.

La beauté consiste dans l'impression avantageuse et agréable qu'un objet fait sur un ou plusieurs de nos sens.

Il y a deux sortes de beauté, l'une qui regarde l'âme, et l'autre le corps. L'une et l'autre peuvent être unies; mais la beauté du corps a cet avantage sur la beauté de l'âme, que celle-ci annonce souvent celle-là, et l'on peut méconnaître la bonté et les talents cachés sous des dehors disgracieux. « Un corps mal fait, dit Buffon, peut renfermer une fort belle âme. »

Mais quand même nous aurions écarté tout préjugé, la beauté du corps prévient toujours en sa faveur, et l'on est toujours sûr de plaire avec elle.

Tous les êtres ont le désir d'être heureux. Le bonheur n'est pas fondé sur un principe chimérique, lorsqu'il a pour base la santé et la beauté.

La santé forme notre bonheur intime et actuel, et par la beauté notre amour-propre est convaincu que nous sommes bien dans l'opinion d'autrui, ce qui forme le ressort le plus puissant de notre bonheur relatif.

La beauté excite des désirs violents; et telle est la nature de l'ambroisie que l'on boit par les yeux, qu'elle porte une si grande sécheresse dans les sens qu'elle affecte, et dans l'âme qu'elle enivre, qu'il faudrait ou n'en jamais goûter ou toujours en boire pour être heureux.

La beauté est le présent le plus précieux que la nature ait fait au sexe faible : elle balance tous les autres avantages dont les hommes se glorifient avec tant d'orgueil. C'est elle qui amollit ce cœur dur ; qui fond les glaces de cette âme insensible ; qui triomphe du fort et anime le faible ; qui enflamme l'étincelle de génie cachée au fond d'une âme tendre.

De ce que l'homme, par toute la terre, est plus robuste que la femme, il ne s'ensuit pas que la nature ait accordé exclusivement l'empire au plus fort sur le plus faible. La violence ne fait qu'une esclave ; c'est le consentement qui donne une compagne.

L'amour est le règne de la femme ; c'est par lui qu'elle devient souveraine arbitre de son vainqueur ; en se réservant le droit de succomber, elle l'asservit par sa faiblesse, autant qu'elle le révolterait par sa force ; et lorsqu'elle paraît céder, ce n'est que pour commander bientôt avec plus d'empire. Sa douceur, voilà sa puissance ; ses charmes, voilà sa gloire ; précieux joyaux dont la nature voulut l'orner dans toute sa magnificence !

Une beauté régulière ne suffit pas pour plaire. Il arrive très-souvent qu'une personne qui aura moins de régularité dans les traits, qui ne sera pas si bien prise dans sa taille, nous attachera bien plus qu'une belle qui sera sans sentiments et sans expression. Un visage qui ne dit rien, quelque beau qu'il soit, est aussi insipide qu'une figure en cire. Il faut souvent peu de chose pour plaire : de la sensibilité dans les yeux, un regard vif, doux et tendre, un gracieux sourire, triomphent souvent de l'insensibilité et soumettent les cœurs les plus rebelles. Ces attraits forment ce je ne sais quoi irrésistible qui l'emporte sur la beauté, et que l'on éprouve si bien sans pouvoir le définir.

Nous admirons la beauté, et s'il fallait se justifier d'un

goût si naturel, nous dirions qu'il est d'observation presque constante que les belles sont bonnes, parce que la femme contente d'elle est rarement mécontente des autres; par une suite naturelle, son humeur est plus égale, sa morale est plus indulgente; elle voit tout en beau, comme elle est en vue; enfin la beauté est le seul avantage qui sache pardonner des succès rivaux, comme le seul vainqueur qui sache faire excuser son triomphe.

Mais sans des soins constants, c'est un bien fort passager, et que l'on perd aisément. C'est une fleur que l'aurore voit naître, que caresse la douce haleine du zéphyr, qui attire les plus beaux regards du soleil, qui se fane sur le soir, et qui périt dans l'ombre du silence et de la nuit.

D'ailleurs, il est des secrets pour empêcher que les injures des saisons ne fanent un beau teint, pour s'opposer aux insultes des maladies qui porteraient la difformité sur un beau visage, pour écarter les rides prématurées qu'une vieillesse précipitée sillonnerait sur le front.

Si l'on accuse de tromperie les soins des femmes pour cacher leurs défauts, on avouera du moins qu'il est doux d'être l'objet de ces fraudes obligeantes, et qu'ici-bas, où tout est erreur, on doit savoir gré à un sexe qui ne nous trompe alors que pour nous rendre plus heureux.

II

De l'Hygiène.

L'hygiène est la partie de la médecine qui traite de l'art de conserver la santé, et par extension de conserver toutes les parties du corps dans un état sain.

On a dit avec raison, de tous les temps, et l'on ne peut que répéter toujours, qu'il n'est point de beauté sans la possession d'une santé parfaite.

En effet, sans la santé, la peau se flétrit, les traits et les formes s'altèrent, la fraîcheur disparaît, l'expression change ou s'éteint, tandis qu'avec elle, tout s'anime et s'embellit, même lorsqu'on est peu favorisé des dons de la nature.

Il est donc de la plus haute importance, avant de s'occuper d'aucun autre soin, de rétablir sa santé lorsqu'elle est altérée, ou de la ménager lorsqu'elle est parfaite.

Ici nous devons nous borner à dire aux hommes et surtout aux femmes, de ne jamais éprouver la moindre indisposition, ni le moindre retard dans l'accomplissement de toutes les fonctions corporelles, sans y remédier aussitôt.

On ne connaît véritablement le prix de la beauté que lorsqu'elle est altérée ; il en est ainsi de tout : la possession complète n'est jamais en rien appréciée ce qu'elle vaut.

Si dans le printemps de la vie on prenait plus de soin des trésors dont on est favorisé, il est certain qu'on en conserverait plus longtemps la jouissance, et que l'on ne verrait presque jamais personne dont la peau fût ternie dans l'âge où l'on doit avoir le plus de fraîcheur.

Ces soins de conservation sont d'ailleurs bien plus simples, plus agréables et plus fructueux, que ceux auxquels on est ensuite forcé d'avoir recours pour réparer les torts d'une négligence impardonnable qui laisse les plus amers souvenirs.

Il est donc peu concevable qu'on les dédaigne, surtout lorsqu'on rencontre journellement dans le monde tant de tristes exemples des suites funestes de cet abandon de soi.

La tempérance, la sobriété, la continence, en un mot, la modération dans tous les actes de la vie, est le premier et le meilleur moyen de conserver la santé dont on jouit.

Un exercice modéré, un repos régulier et bienfaisant, des distractions salutaires, y contribuent aussi beaucoup.

Enfin, une propreté sévère et constante, surtout pour les femmes, est ce qui parvient le plus à l'entretenir.

Les bains et les ablutions sont les meilleurs moyens à employer pour se tenir dans une propreté parfaite. L'enlèvement régulier des débris de la transpiration cutanée, avec l'eau à la température du corps, s'opposera à l'irritation qu'ils produiraient; les frictions douces résultant de cette opération activeront la circulation superficielle; l'application de corps gras entretiendra la souplesse de l'épiderme, s'opposera à ses gerçures, formera une barrière à l'action de l'air, de la poussière, de l'humidité, du froid, du chaud et même de la lumière.

L'usage de l'eau, aiguisée de quelques agents stimulants, tels que les acides végétaux, les huiles essentielles, les substances végétales astringentes, empêchera l'atonie, l'infection, les varices des vaisseaux sanguins qui parcourent le derme, cicatrisera les points ulcérés, pustuleux ou engorgés, entretiendra la fermeté du derme et mettra en jeu sa rétractibilité.

Les soins dits de la toilette ne doivent point être considérés comme une affaire de pur agrément, comme une charge de l'état social, mais bien comme un moyen de faciliter le mouvement *dépuratoire* de l'économie.

Outre le plaisir que l'on ressent en se lavant le visage et le corps, on désobstrue les orifices de la matière perspiratoire, et l'on détermine celle-ci à passer du côté où l'appellent les mouvements.

Buret a appelé avec juste raison la propreté, la *santé visible :* on ne saurait croire jusqu'à quel point ce qui lui est contraire apporte de préjudice à la vigueur de l'individu.

Les moyens que l'hygiène préconise pour entretenir l'épanouissement de cette fleur qu'on nomme la beauté, sont :

Le sommeil pendant la nuit, « parce que, dit Hippocrate, le sommeil humecte et rafraîchit, et que la veille dessèche ; »

L'exercice en plein jour et de grand matin;
Une alimentation saine, prise à des heures réglées;
La modération dans les plaisirs;
Enfin, un cœur calme et un esprit tranquille.

Le plus parfait des cosmétiques est l'eau pure d'une fontaine limpide. Elle suffit pour enlever sur l'épiderme les excrétions habituelles de la peau et nettoyer sa surface; mais si des circonstances particulières ont rendu la peau rugueuse et sèche, si le mauvais air, le défaut d'exercice, les veilles, l'usage d'un fard métallique, l'abus des plaisirs, les digestions laborieuses, les affections morales ont altéré le teint; il faut avoir recours à des moyens plus efficaces.

L'hygiène, qui entretient la santé, qui nourrit l'esprit d'habitudes d'ordre, de pureté, de modération; est par cela seul l'âme de la beauté; car cet avantage précieux tient surtout à la fraîcheur d'un corps sain, à l'influence d'une âme pure.

III

De la Physiognomonie.

La *physiognomonie* est la science de connaître l'intérieur de l'homme par son extérieur, et de juger le caractère et les inclinations des personnes par l'aspect des traits du visage.

L'homme seul possède une physionomie qui déclare naturellement ses sentiments; car ce n'est que leur expression naïve qu'il apprend à déguiser. L'injustice et la malignité humaine lui ont appris ce qui blesserait tant de cœurs intéressés.

« La physiognomonie est une science trompeuse, disent » bien des personnes; elle porte sans cesse des jugements

» hasardeux ou téméraires; elle peut faire traiter de fripon » un honnête homme, ou faire passer un tartufe pour » l'être le plus vertueux. »

Ces reproches n'atteignent pas la vraie science physiognomonique, qui ne prononce nullement sur la moralité des individus, mais bien sur les dispositions des caractères ou celles des tempéraments.

C'est donc à tort qu'on prétend juger si tel homme est probe ou non, par les règles de la physiognomonie; elles indiquent seulement s'il est irascible ou doux, triste ou gai, vif ou lent, etc.; c'est à chaque personne de considérer ensuite si tel caractère lui plaît ou lui déplaît. On peut être honnête ou malhonnête homme avec toutes les figures.

La physiognomonie servira toujours à mettre sur la voie, en dévoilant la nature du caractère des individus.

Le visage, si heureusement conformé pour contribuer à la supériorité de la pensée dans l'homme, est peut-être encore plus remarquable par les avantages que sa forme et sa structure lui donnent pour servir à l'expression des affections de l'âme.

Ce que nous avons à attendre ou à craindre d'une personne que nous voyons pour la première fois, est annoncé à la première entrevue par un je ne sais quoi que nous ne pouvons définir, par un trait qui nous frappe sans que nous puissions l'analyser, et qui, pour le physionomiste éclairé par l'anatomie, ne peut être regardé que comme une des variétés individuelles, formées dans le visage par le développement des muscles employés dans l'expression souvent répétée de la bienveillance, de la sévérité, de l'orgueil ou du mépris.

Il y a des personnes qui sont douées d'une sagacité naturelle si grande, que sans connaître même le nom de la physiognomonie et de l'anatomie, elles saisissent au premier coup d'œil ces traits délicats, ces lignes, ces vestiges des affections caractéristiques de chaque individu, et se décident, dans les occasions les plus importantes de leur vie, d'après ces indications, ou se repentent presque toujours d'avoir résisté à de semblables déterminations.

Les sexes examinent d'abord leurs convenances mutuelles en amour, telles que la jeunesse et la beauté. Les hommes entre eux comparent principalement leur condition civile, ou leur fortune et leur mérite. Les femmes entre elles observent surtout la parure ou la *mise*, et les autres qualités par lesquelles elles peuvent plaire.

En général, des qualités conformes aux nôtres, pourvu qu'elles n'établissent pas une lutte de concurrence, nous attirent vers nos semblables et nous disposent favorablement pour eux; des qualités opposées nous en éloignent.

Les semblables cherchent en quoi ils diffèrent, et les différents en quoi ils se ressemblent. L'homme estime ou méprise; la femme aime ou hait.

En physiognomonie, les signes d'une seule partie du corps, pris isolément, n'ont beaucoup de valeur qu'autant qu'ils sont en convenance avec ceux des autres parties, parce que tout le corps humain est un, et que chaque symétrie a sa propre nature et ses dispositions.

On ne doit jamais porter un jugement sur un signe seul, parce que plusieurs signes sont indispensables pour tirer une conclusion juste, et encore ne faudra-t-il pas conclure de ces signes aux dernières intentions, mais seulement, comme nous l'avons dit plus haut, aux inclinations et aux penchants, qui découlent de l'organisation générale.

Ainsi telle doit être la réserve que l'on doit apporter dans l'induction physiognomonique, si l'on veut éviter les regrets qui seraient la suite naturelle de l'erreur d'avoir porté un jugement hasardé.

IV

Des Bains.

Les bains sont le principal moyen de santé, de fraîcheur, sans lequel, quelque soin que l'on prenne d'ailleurs de sa personne, la peau n'acquerra jamais toute la perfection désirable.

Les femmes surtout doivent se souvenir à chaque instant de l'allégorie ingénieuse qui fait sortir Vénus du sein des flots, pour nous apprendre que nous devons la beauté aux ondes d'une eau salutaire.

EFFETS GÉNÉRAUX DES BAINS.

Le jeune homme ardent, la femme nerveuse, s'y trouvent calmés. Le sentiment de bien-être qu'on y a goûté, on le ressent encore longtemps après; on est délassé, rafraîchi; on se sent, sinon plus fort, du moins plus agile; et en général toutes les fonctions s'exercent, non point avec plus de force et d'énergie, mais avec plus d'aisance.

Les bains donnent à la peau la fraîcheur et la souplesse, en débarrassant les pores des corps étrangers qui s'y arrêtent et qui interceptent ainsi la douce moiteur imperceptible qui s'exhale du corps; ils détachent les débris de l'épiderme, les chairs de poule sèches, et donnent un cours plus actif à l'âcreté, qui, en séjournant sur la peau, y fait naître des boutons ou des taches.

L'eau bienfaisante pénètre par les pores dans l'intérieur du corps, y détache les humeurs, entretient une activité régulière dans toutes les fonctions de la vie, assouplit les nerfs, rend léger et dispos.

DES BAINS DE MER ET DE RIVIÈRE.

Les bains de mer et de rivière en été sont les plus favorables à la santé; il ne faut en faire usage que pendant les chaleurs.

L'heure la plus convenable est celle qui précède le coucher du soleil. Dans le cours de la journée on ne doit prendre de bains que quatre heures au moins après le déjeuner.

En entrant dans quelque bain que ce soit, il faut commencer par y tremper les mains, se mouiller le front, puis tout le visage et la poitrine, afin d'éviter que le sang s'y porte avec affluence.

Pendant la durée de ce bain, qui peut se prolonger tant qu'on n'y a pas trop froid, il faut nager ou marcher. Plus on s'agite dans l'eau, plus le bain est salutaire.

Lorsqu'on a pris ce bain, il faut se promener au grand air au moins pendant une demi-heure.

EFFETS DES BAINS DE MER ET DE RIVIÈRE.

Ces bains donnent aux personnes qui peuvent les supporter ou qui peuvent s'y habituer une force et une activité remarquables. Leur action sur toute l'organisation est tonique, salubre et rafraîchissante.

Comme cosmétique, ce bain ne convient qu'aux personnes d'un tempérament sanguin, ou douées d'une sorte d'embonpoint, parce qu'en général le bain froid est nuisible aux personnes sveltes ou disposées à la maigreur, et principalement aux femmes; il resserre trop la peau et la rend écailleuse et rude.

DES BAINS CHAUDS.

On doit prendre les bains chauds le matin à jeun, en ayant soin, après, de se mettre au lit, et de dormir ou reposer une heure.

Il ne faut pas que l'eau soit trop chaude; il la faut au contraire un peu au-dessous de la chaleur du corps, afin d'éprouver un léger frisson en y entrant.

Après le bain, il faut se savonner tout le corps avec du *savon de toilette* (*a*)[1] fortement trempé dans de l'*eau de benjoin* (*b*).

On doit faire usage de la brosse à frictionner. C'est une brosse à longues soies blanches, assez molles pour ne point blesser la peau, et en même temps assez élastiques pour en faire tomber les petites pellicules écailleuses que l'eau aura soulevées. Afin de les enlever plus parfaitement, on humecte un peu la superficie de la brosse avec de la *teinture de benjoin* (*c*).

En sortant du bain, il faut s'essuyer parfaitement avec des linges chauds, et sécher avec soin les parties qui, par leur conformation, pourraient conserver l'humidité; le visage, le cou et les reins doivent être essuyés avec un linge de coton très-fin, et avec beaucoup de ménagement, de peur d'altérer le tissu de la peau et d'enlever, par un frottement réitéré, le léger velouté qui la recouvre. L'emplacement des articulations demande à être frotté plus fortement.

La durée des bains chauds varie selon la complexion et le tempérament des sujets.

Les personnes robustes et vives peuvent prendre indifféremment toutes sortes de bains et en prolonger la durée, tandis que les personnes délicates, mélancoliques, molles, lymphatiques, ne peuvent prendre que des bains tièdes, dont la durée ne doit pas excéder un quart d'heure.

Si cette courte durée faisait éprouver de la fatigue, il faudrait la réduire, et même se borner à se laver et s'essuyer à mesure par tout le corps.

En toute chose, il semble que la nature se soit plu à

[1] Voir aux chapitres des *Cosmétiques*.

nous faire connaître, par les sensations qu'elle nous donne, ce qui nous convient et ce qui nous est nuisible.

Ainsi, les personnes auxquelles les bains sont favorables éprouvent un bien-être général dans le bain, et surtout après l'avoir pris; tandis que celles auxquelles ils sont contraires éprouvent du malaise et de la faiblesse.

Les bains chauds doivent être pris au moins une fois par semaine.

EFFETS DES BAINS CHAUDS.

En toute saison le bain chaud est le plus favorable à la beauté; il ouvre davantage les pores, rend la peau plus douce et plus fine, mais il énerve plutôt qu'il ne fortifie.

Moins il est chaud, moins il affaiblit, et alors plus il est salutaire.

L'eau attiédie à un degré convenable pénètre la fibre, la détend, l'assouplit et donne à tout le corps, pour ainsi dire imbibé, ce vernis de fraîcheur, cet embonpoint rosé qui sied si bien aux femmes, qui fait valoir la beauté et qui la remplace quelquefois.

DES BAINS COSMÉTIQUES.

Si les bains d'eau simple, froide, tiède ou chaude sont bienfaisants, à plus forte raison ceux dans lesquels il entre des composés chimiques doivent l'être aussi.

Les premiers suffisent sans doute pour maintenir la propreté, la finesse de la peau et l'augmenter jusqu'à un certain degré, pour rafraîchir le sang et conserver la régularité des fonctions naturelles; mais les compositions aromatiques, adoucissantes et autres, qui entrent dans ces derniers, ont nécessairement une action plus marquée, non-seulement pour l'embellissement, mais encore pour les bons effets généraux qu'ils produisent tant à l'intérieur qu'à l'extérieur. Les bains cosmétiques doivent donc être préférés, surtout pour les femmes.

1. Secret d'un bain rafraîchissant.

Amandes douces mondées....	60	grammes.[1]
Emula campana............	250	—
Pignons.................	250	—
Farine de lin.............	60	—
Farine de blé.............	30	—
Racine de guimauve.........	15	—
Oignon de lis.............	15	—
Teinture de benjoin.........	8	—

On broie toutes ces substances et on les réduit en pâte; on met la moitié de cette pâte dans un sachet, que l'on dépose au fond de la baignoire pour s'asseoir dessus ; on met l'autre moitié dans deux petits sachets de toile de lin, qui serviront à frotter le corps.

Ce bain adoucit la peau rude ou couverte d'aspérités et de chair de poule sèche, empêche l'eau de macérer la peau comme il arrive quelquefois lorsqu'on y reste trop longtemps; il la rafraîchit ainsi que l'intérieur du corps, fait passer les boutons de feu, les échauboulures de la peau, les rougeurs et les marbrures, et répand un air de fraîcheur sur toute la personne qui en fait usage.

2. Secret d'un bain fortifiant.

On verse dans le bain un flacon d'*eau aromatique* (*d*) ou d'*extrait de Portugal* (*e*), contenant environ 200 grammes.

Les propriétés de ce bain sont précieuses : il donne du ton aux muscles et aux chairs, fait passer les faiblesses et la lassitude, donne plus de force aux articulations et aux

[1] Il est bien entendu que les proportions que nous indiquons pour les préparations des cosmétiques dans tout le cours de cet ouvrage, sont facultatives, c'est-à-dire que l'on pourra augmenter ou diminuer les doses, en raison de la quantité que l'on désire préparer à la fois.

nerfs, rend agile, léger et dispos, détruit toute odeur de transpiration, procure un bien-être inexprimable et laisse le corps imprégné d'un parfum suave. Lorsqu'on danse beaucoup, ou qu'on se livre à d'autres exercices fatigants, on ne saurait trop en faire usage.

DES LOTIONS PARTICULIÈRES.

Outre les bains généraux, il est des lotions particulières qu'il ne faut jamais négliger, tant à cause de la propreté qu'à cause de la beauté et de la santé.

Ces lotions sont indispensables, le matin en se levant, tous les jours où l'on ne prend pas de bains, le soir en se couchant, et dans plusieurs autres circonstances.

Il faut, dans cette opération, agir avec les plus grands ménagements, et prendre bien garde que c'est plutôt l'eau retenue par l'éponge qui doit effleurer, que l'éponge elle-même, quelque douce qu'elle soit.

Cette attention est très-importante pour conserver la sensibilité locale.

Ces lotions sont encore plus salutaires avec de l'eau tiède qui n'ait point été en ébullition qu'avec de l'eau chaude ou fraîche; l'addition de quelques gouttes de *teinture de galles* (*f*) y produit les meilleurs effets.

V

De l'Embonpoint.

La peau n'est pas la seule enveloppe qui couvre le corps humain, il est encore revêtu d'une membrane graisseuse. Cette membrane, qui est un tissu de plusieurs cellules, est fort adhérente à la peau; elle l'accompagne dans toute son étendue, se répand dans les interstices des muscles, et pénètre dans toutes les circonvolutions des viscères.

Ces cellules sont remplies d'une matière huileuse qui peut rentrer dans la masse du sang, et le réparer dans le temps d'une trop longue abstinence. Cette huile entretient les muscles dans une souplesse nécessaire à leur action, et empêche le corps de ressentir trop vivement l'impression du froid, qui est toujours plus sensible pour les personnes maigres que pour les personnes grasses.

Mais un des principaux usages, et qui appartient plus que les autres au sujet que nous traitons, c'est qu'elle soulève la peau, et lui donne une certaine forme agréable, en remplissant les intervalles que les muscles laissent entre eux.

Cette graisse n'est pas toujours dans une quantité exacte et nécessaire, pour ne point effacer les grâces répandues dans un corps bien proportionné. Elle peut être trop abondante, c'est ce qui constitue l'obésité ou le trop d'embonpoint; ou en trop petite quantité, qui cause alors une maigreur désagréable. Tous les deux excès nuisent à la beauté.

CAUSES.

La première cause de l'obésité est une trop grande quantité de parties nourricières répandues dans la masse du sang.

La seconde cause est une trop grande force dans les suites des digestions qui se font dans l'estomac et dans le reste des premières voies; de sorte que ce serait en vain qu'on attribuerait tout à la qualité des aliments. Il y a des personnes qui deviennent fort grasses en ne vivant que d'aliments peu nourrissants.

Les dernières causes éloignées sont toutes les choses qui servent à la conservation de la vie, et qui peuvent, par l'usage qu'on en fait, disposer à cet embonpoint général. Tels sont, par exemple, un air froid et humide; l'usage abondant des aliments très-succulents, des boissons trop nourrissantes, tels que les vins épais, la bière, le cidre, le chocolat; le défaut d'exercice, le sommeil trop prolongé, la suppression de certaines excrétions, la trop grande tranquillité d'âme, et le manque absolu de passions.

EFFETS.

En général, le trop d'embonpoint gâte la beauté en effaçant sur le visage ces petits linéaments que la délicatesse y a tracés; en détruisant cette taille fine et leste qui annonçait les plaisirs les plus délicats; en ôtant aux membres cette souplesse et cette agilité qui séduit les sens par les émotions vives et agréables.

Ce n'est plus qu'une nonchalance et une lenteur dans les actions, qui ennuie ou endort le spectateur. Dans cet état, qui annoncerait volontiers une santé robuste et parfaite, les sensations sont moins vives, la respiration est gênée, les maladies sont fréquentes.

Il se trouve en même temps une certaine inaptitude à la génération, et les femmes de cette complexion sont ordinairement stériles. L'âme est opprimée par le poids énorme de la matière, et toutes les fonctions de l'entendement sont dans une langueur qui ôte à l'esprit tout son brillant.

Si tous ces motifs n'étaient pas assez pressants pour chercher les causes et les remèdes d'une corpulence excessive, un seul motif, fondé sur l'expérience, suffirait pour y déterminer : c'est que les personnes trop grasses vivent moins longtemps que les autres.

3. Secret pour diminuer l'embonpoint en très-peu de temps, et sans danger pour la santé.

Pour obtenir une parfaite guérison du trop d'embonpoint, il y a deux vues essentielles à remplir :

1° Fournir au sang moins de parties nourricières;

2° Chercher à chasser ou détruire celles qui se trouvent déjà assimilées avec le reste des humeurs.

Pour y remédier il faut donc combattre toutes ces causes par leurs contraires.

DE L'ALIMENTATION.

Pour remplir la première indication, il faut se soumettre à une diète exacte; c'est-à-dire diminuer peu à peu la quantité d'aliments, car tout changement subit est à craindre.

Faire usage d'aliments légers et peu nourrissants, tels que haricots verts, oseille, épinards, carottes, asperges, artichauds, choux-fleurs, le tout cuit à l'eau et très-salé et vinaigré, ou sucré, selon leur nature.

En viandes, on choisira celles de bœuf, mouton, chevreuil, lièvre, mais parfaitement dégraissées, et quelques viandes blanches, pourvu qu'elles soient fortement assaisonnées et épicées.

Pour dessert, force fruits secs, salades et confitures.

En boissons, ne faire usage que d'acidulées, telles que limonade, eau de Seltz, eau de verjus, de groseille, d'orange, de citron et d'épine-vinette. Faire surtout un fréquent usage de café noir, de vin blanc. On doit déjeuner avec du café ou du thé très-fort et très-sucré.

On s'occupera tout de suite après le repas.

Enfin, ce qui accélère singulièrement l'effet de ce régime et qui peut le suppléer en partie, c'est de prendre souvent des *bonbons de cerises* (*g*).

DU RÉGIME COMPLÉMENTAIRE.

Enfin, pour remplir la deuxième indication, il faut recourir à l'art. Pour chasser la trop grande quantité de sucs nourriciers qui se rencontrent dans la masse du sang, il faut tâcher d'augmenter toutes les sécrétions, ce qu'on obtiendra, d'une part, en faisant usage une fois par semaine de purgatifs salins tels que sulfate de magnésie, etc.

On aura aussi recours à une gymnastique continue, telle que la marche prolongée jusqu'à la fatigue, la course, la danse, l'escrime, la natation. En commençant, chaque exercice ne sera que d'un quart d'heure, et l'on augmentera chaque jour de quinze minutes, jusqu'à ce que l'on ait atteint la somme de deux heures.

On se lèvera de très-bonne heure, et l'on se couchera tard, de manière à ne dormir que cinq ou six heures au plus.

On accélère le traitement si à ce régime on a recours à des frictions à l'eau salée deux fois par jour; on peut ajouter au sel le quart de nitre.

Ces frictions se font sur la poitrine, le sein et le ventre, et doivent durer une demi-heure.

Il faut porter la nuit une ceinture de sel égrugé fin, bien sec et enveloppé dans un linge de lin.

Si l'on suit ce traitement pendant un mois avec persévérance, l'obésité disparaît complétement chez beaucoup de personnes.

VI

De la Maigreur.

La maigreur dont nous allons nous occuper est toujours compatible avec la santé.

Le but de cet ouvrage s'oppose à ce que nous parlions ici de ces maladies qui produisent une maigreur générale, tels que les ulcères aux poumons dans la phthisie, les obstructions des viscères dans l'hydropisie, et les abcès de foie dans la consomption.

Parce que c'est alors qu'on doit mettre en action les plus grands ressorts de la médecine ; c'est la santé et la vie qui intéressent alors, et non pas la beauté.

La maigreur générale est cet état du corps où le tissu graisseux se trouve presque aboli, soit sous la peau, soit dans l'intervalle des muscles ; la peau s'affaisse, se flétrit, se décolore et perd ces contours heureux qui sont les plus grands charmes de la beauté.

Ce qui arrive lorsque les cellules de ce tissu se trouvent privées de cette huile qui doit les gonfler. Alors elles sont obligées de s'affaisser les unes sur les autres et de ne laisser presque aucune trace de leur existence. Ici ce sont les causes opposées à celles qui produisent l'embonpoint qui produisent cet état.

DES CAUSES.

La première cause de la maigreur peut être le défaut des parties nourricières que doit recevoir et contenir la masse du sang, ou, pour parler plus clairement, l'insuffisance d'aliments, soit dans la quantité ou la qualité.

La seconde cause peut être un vice particulier dans les digestions ; celle-ci demande le secours d'un médecin habile.

Enfin, les dernières causes éloignées, comme toutes les choses non naturelles qui tendent soit à fournir peu de sucs nourriciers, soit à dissiper ceux qu'on a déjà acquis.

Ainsi, la maigreur peut être entretenue par la rapidité, l'énergie des mouvements de décomposition et la faiblesse de ceux d'assimilation, soit à cause de l'excessive irritabilité du tempérament, soit à cause de l'état normal de l'individu. C'est ainsi que ceux qui ont les passions fort vives ont aussi le corps fort maigre ; et ce sont précisément les personnes douées de plus de sentiment qui sont sujettes à la maigreur.

Les tempéraments mélancoliques, nerveux, les passions tristes, la dépense de beaucoup d'activité physique et intellectuelle, les veilles prolongées, les agitations morales, les jeûnes, les fatigues d'un travail pénible ou trop prolongé, les chaleurs excessives, une température trop chaude et trop sèche, l'abus des plaisirs, la suppression de certaines excrétions ou leur émission trop abondante, les aliments trop épicés, salés ou vinaigrés, l'usage des viandes noires, des boissons excitantes, etc., sont autant de causes particulières de maigreur qui peuvent être avantageusement combattues par des moyens hygiéniques. Ces causes étant détruites, la nutrition reprend son cours physiologique et le système graisseux reçoit sa portion de sucs nourriciers.

Or, les divers états que nous venons de décrire peuvent exister sans qu'il arrive aucune altération sensible à la santé.

EFFETS DE LA MAIGREUR.

L'absence totale de la rondeur des formes, la peau jaunâtre, les yeux caves et cernés, les joues tirées, le nez effilé, la bouche enfoncée, le cou allongé et laissant paraître toutes les articulations : tels sont une partie des effets de la maigreur.

Aucune tournure, aucune grâce dans l'habillement ne peuvent complétement dédommager, surtout une femme, du manque absolu d'embonpoint; les traits des personnes maigres sont tiraillés; elles ont la physionomie sèche et aride, le teint sans fraîcheur, la bouche sans charmes; leurs membres paraissent adaptés au corps sans en faire partie; tous leurs mouvements sont brusques et semblent devoir faire écrouler un corps sans force et sans consistance.

La maigreur est incompatible avec la beauté; c'est pour

elle un ennemi encore plus redoutable que l'embonpoint; car, si l'un grossit les formes, exagère et empâte les contours, l'autre les aplatit, les dessèche et les réduit aux lignes anguleuses qui caractérisent la laideur.

Dans aucun pays du monde, la femme maigre, montrant les saillies de sa charpente osseuse, n'éveilla le désir ou n'inspira l'amour; tandis qu'en Asie les femmes matelassées de graisse passent pour être belles.

4. Secret pour dissiper la maigreur, et ramener l'embonpoint dans un court espace de temps.

Les moyens d'engraisser sont plus faciles qu'aucun autre pour les personnes qui sont assez maîtresses d'elles-mêmes et assez favorisées de la fortune pour mener le genre de vie qu'il convient d'adopter en pareil cas.

Il faut connaître d'abord pourquoi le sang ne reçoit pas assez de sucs nourriciers, parce que ce serait agir en aveugle que de vouloir détruire une cause qui n'existe pas. En un mot, ce serait combattre une chimère.

Tous les soins, toutes les précautions seront insuffisantes, si l'âme est agitée de quelques passions vives, si elle est tourmentée de longs et violents chagrins.

DE L'ALIMENTATION.

En se levant, il faut faire un choix pour le déjeuner, ou même varier entre le chocolat sans vanille, le *racahout* (*h*) et le salep de Perse.

Quelques heures après, on mangera, soit de la volaille grasse et de l'agneau, ou du veau bien gras et du bœuf bien succulent : ces viandes doivent être rôties ou grillées, afin que leurs principes nutritifs ne soient pas évaporés.

Si on mange des ragoûts, il faut qu'ils soient peu épicés, et nourris de coulis et de jus de viandes.

Varier avec de bon lait, des œufs du jour à la coque, des consommés très-forts, des gelées, des huiles d'olives, le beurre, les fécules, le tapioca, le riz, les pommes de terre et toutes espèces de légumes cuits avec beaucoup de graisse.

DES BOISSONS.

Il ne faut boire que de l'eau pure ou rougie au quart avec du vin vieux de Bordeaux; le cidre et la bière nouvelle, l'hydromel, l'hypocras, le vin doux et le lait, le lait d'amande peu sucré avec quelques gouttes d'eau de fleurs d'orangers, sont aussi très-bons.

Ne jamais boire de vin pur, de thé, de café ni de liqueurs; s'abstenir de fruits acides.

DU RÉGIME.

Dès qu'on est déterminé à se donner de l'embonpoint, il faut éloigner tous les projets d'affaires, toutes les agitations passionnées, toutes les réflexions sérieuses et prolongées.

Il ne faut penser qu'à des sujets riants et flatteurs; se reposer beaucoup, ne jamais se fatiguer, ne prendre même que très-peu d'exercice; on se tiendra toujours couché sur un sofa ou un lit, dans un demi-jour, dans un lieu paisible et frais, où l'on ne soit jamais dérangé ni surpris.

Il sera bon de causer et de rire pendant le repas, pour exciter à l'appétit et favoriser la digestion.

Pour accélérer le traitement et faire revivre des charmes flétris par une maigreur désolante, tous les matins, immédiatement avant le déjeuner, on se met dans un bain tiède, dans lequel on ne s'agite pas du tout; après un quart d'heure on prend son déjeuner dans le bain; après un autre quart d'heure on en sort et on se fait frictionner avec une flanelle sèche, ce qui redonne à la peau le ton qui lui manque. Puis l'on se couchera jusqu'au moment de se mettre à table, deux ou trois heures au plus.

Ce déjeuner que l'on prend dans le bain est très-convenable, l'assimilation se fait d'une manière plus parfaite, l'estomac s'acquitte mieux de ses fonctions, et la peau ayant repris du ton, il s'opère un mouvement du centre à la circonférence, qui fait circuler partout les sucs nutritifs et redonne du corps à cette enveloppe extérieure dont l'état est si essentiel pour la beauté.

Ce bain, continué pendant quelque temps, fait renaître l'embonpoint désiré, rend à la peau sa fraîcheur et son éclat, et à tous les appas les formes les plus heureuses.

Cette règle de vie est très-assujettissante, mais elle réussit en peu de temps à donner de l'embonpoint aux personnes qui peuvent la suivre ponctuellement : elle opère, quand la maigreur ne vient pas d'un vice des organes, un changement complet, et il n'est pas rare de voir des personnes sèches, étiques, aux formes anguleuses, devenir, en quatre ou six semaines, grasses, replètes et rondes.

VII

Du Visage.

> La présence de l'homme, son visage, sa physionomie, sont le meilleur texte de tout ce qu'on peut dire de lui.
>
> GOETHE.

Telle est la dignité de la figure humaine qu'elle rassemble à elle seule tous les organes des sens : la vue, l'ouïe, le goût, l'odorat et le toucher délicat ; d'ailleurs, par le voisinage du cerveau, elle reçoit des nerfs bien plus nombreux et plus développés à proportion, que toutes les autres parties du corps.

La disposition du visage doit être regardée comme un des principaux caractères de l'espèce humaine ; la face est entièrement tournée vers l'horizon et laisse voir en plein, et du premier coup d'œil, tout ce que l'extérieur de l'homme présente de plus caractéristique et de plus noble.

« La beauté du visage, dit Bernardin de Saint-Pierre, » est tellement l'expression des harmonies de l'âme, que, » par tous pays, les classes de citoyens obligées par leur » condition de vivre avec les autres dans un état de con- » trainte, sont sensiblement les plus laides de la société. » ..... Plus les consonnances multipliées de la figure hu- » maine sont agréables, plus leurs dissonances sont dé- » plaisantes. Voilà pourquoi il n'y a sur la terre rien de » plus beau qu'un bel homme, ni rien de plus laid qu'un » homme très-laid.

» ..... L'harmonie naît de la réunion de deux contrai- » res, et la discorde de leur choc ; et plus les harmonies » d'un objet sont agréables, plus ses discordances sont dé- » plaisantes. Voilà l'origine de nos plaisirs et de nos dé- » plaisirs au physique comme au moral, et pourquoi nous » aimons et nous haïssons si souvent le même objet.

» ..... Pour former, dans une nation, de beaux enfants, » et par conséquent de beaux hommes, au physique et au » moral, il ne faut pas, comme le veulent quelques mé- » decins, assujettir l'espèce humaine à des purgations ré- » gulières. Pour rendre les enfants beaux, il faut les ren- » dre heureux au physique et surtout au moral. Il faut » éloigner d'eux tous les sujets de chagrin, non pas en ex- » citant en eux de dangereuses passions, comme on fait » aux enfants gâtés, mais en les empêchant, au contraire, » de se livrer avec excès à celles qui leur sont propres, » que la société fait fermenter sans cesse ; et surtout en » ne leur en inspirant pas de plus fâcheuses que celles que

» leur a données la nature, telles que les études ennuyeu-
» ses et vaines, les émulations, les rivalités, etc.

» ..... Au reste, ceux qui ont été défigurés par les at-
» teintes vicieuses de nos éducations et de nos habitudes
» peuvent réformer leurs traits : et je dis ceci surtout pour
» nos femmes, qui, pour en venir à bout, mettent du blanc
» et du rouge, et se font des physionomies sans caractère.
» Au fond elles ont raison ; car il vaut mieux le cacher
» que de montrer celui des passions cruelles qui souvent
» les dévorent, surtout aux yeux de tant d'hommes qui ne
» l'étudient que pour en abuser. Elles ont un moyen sûr
» de devenir des beautés d'une expression touchante : c'est
» d'être intérieurement bonnes, douces, compatissantes,
» sensibles et bienfaisantes. Ces affections d'une âme ver-
» tueuse imprimeront dans leurs traits des caractères cé-
» lestes, qui seront beaux jusque dans l'extrême vieillesse.

» J'ose même dire que plus les gens laids auront de
» traits de laideur occasionnés par les vices de leur édu-
» cation, plus ceux qu'ils acquerront par l'habitude de la
» vertu produiront en eux des contrastes sublimes ; car
» lorsque nous trouvons de la bonté sous un extérieur de
» dureté, nous sommes aussi agréablement surpris que
» lorsque nous rencontrons sous des buissons épineux des
» violettes et des primevères.

» La beauté morale est donc celle que nous devons nous
» efforcer d'acquérir, afin que ses rayons divins puissent
» se répandre dans nos traits. On a beau vanter, dans un
» prince même, la naissance, les richesses, le crédit, l'es-
» prit : le peuple, pour le connaître, veut le voir au vi-
» sage. Le peuple n'en juge que par la physionomie : elle
» est par tout pays la première et souvent la dernière
» lettre de recommandation. »

PHYSIOGNOMONIE DU VISAGE. — On juge ordinairement tout le corps par les traits du visage : une grosse face joufflue et rubiconde annonce d'abord un caractère sans souci, gai, libéral, aimant la bonne chère, mais imprudent et peu réfléchi.

— Au contraire, les petites faces toutes décharnées, pâles et creuses, indiquent une humeur triste et soucieuse, sobre et économe, circonspecte et prudente. Il en est de même de ces visages enfoncés ou ridés, qui paraissent rêveurs, chagrins ou chargés de mécontentement, comme les vieillards.

— Le visage qui paraît vieux et ridé dès la jeunesse, marque de la prudence, de la réflexion, ou il annonce un caractère caché, soupçonneux, des mœurs difficiles et sévères.

— Tandis qu'un visage qui conserve, même dans la vieillesse, des traits de jeunesse, suppose, dans le caractère, de la libéralité, de la franchise et même une vivacité imprudente, avec des mœurs faciles et confiantes.

— La plupart des visages gravés par la petite vérole tiennent du tempérament humide, efféminé, et ils indiquent un naturel vif, inconstant, mou, qui suit plus les sensations que la raison. Comme ces tempéraments ont beaucoup d'irritabilité extrême et d'impatience, ils paraissent conserver moins de profondeur et de solidité de jugement que les autres individus.

DES JOUES. — Les moralistes voient dans les joues une sorte de miroir où viennent se peindre involontairement, et malgré l'individu qui les éprouve, quelques-unes des passions qui agitent l'espèce humaine.

Dans la colère, l'amour satisfait, la pudeur, la timidité, etc., les joues se couvrent d'une rougeur extraordinaire, ou plus vive que de coutume ; ce qui est accompagné d'une augmentation de la chaleur de ces parties. Suivant ces auteurs, ces phénomènes peuvent être dus, soit à une gêne passagère dans la circulation, soit à une exaltation de la sensibilité des joues.

Les joues, au contraire, perdent le coloris qu'elles peuvent avoir habituellement, dans la crainte, la frayeur, le saisissement, et par toutes les passions lentes et concentriques, telles que la haine, l'envie, la jalousie, etc.; ce qui peut être causé par un défaut d'activité de la circulation, souvent voisin de la syncope, soit par le relâchement des muscles du visage.

Dans le rire, le sourire et en général dans l'expression des sentiments agréables, il se forme sur les côtés des joues, chez quelques personnes, une fossette qu'on a justement appelée des *nids d'amour*, qui donne beaucoup de grâce à la physionomie.

PHYSIOGNOMONIE DES JOUES. — Des joues charnues indiquent en général l'humidité du tempérament et un appétit sensuel.

— Des joues maigres et rétrécies annoncent la sécheresse des humeurs et la privation de jouissances.

— Le chagrin creuse les joues, la rudesse et la bêtise leur impriment des sillons grossiers; la sagesse, l'expérience et la finesse d'esprit les entrecoupent de traces légères et doucement ondulées.

— Certains enfoncements plus ou moins triangulaires qui se remarquent quelquefois dans les joues, des deux côtés du nez, sont le signe infaillible de l'envie et de la jalousie.

— Une joue naturellement gracieuse, agitée par un doux tressaillement qui la relève vers les yeux, est le garant d'un cœur sensible, généreux, incapable de la moindre bassesse.

HYGIÈNE DU VISAGE. — S'il est nécessaire de raffermir la peau continuellement exposée à l'air, il convient aussi de l'adoucir.

Si le teint s'échauffe, si la peau se sèche, s'irrite aisément, les émollients, tels que la pommade de concombre, l'eau de lin, le beurre de cacao, la teinture de la Mecque, le cold-cream, seront plus nécessaires que les spiritueux.

Si au contraire on est sujet aux gerçures, aux rougeurs, à la peau farineuse ; les spiritueux, tels que la *teinture de benjoin* (*b*), *l'eau aromatique* (*d*), conviendront mieux.

Toutefois, malgré ces différences, la règle suivante que nous indiquons est favorable à toutes les dispositions, et réunit avec le plus grand avantage les secours des spiritueux et des émollients.

La peau ayant reçu l'impression de l'air pendant tout le jour, doit être adoucie le soir.

On se lave le visage avec de l'eau tiède en hiver, parce que l'eau froide gerce la peau, et tiédie au soleil en été. Puis on s'essuie avec une serviette, mais sans frotter, en l'appuyant à plusieurs reprises, et à différents endroits sur le visage, afin qu'elle enlève l'humidité, sans qu'il soit besoin de frotter.

On prend ensuite un peu de pommade de concombre que l'on étend sur le visage.

Le matin, en se levant, on s'essuie le visage avec un linge fin, afin d'enlever à la fois ce qui a pu rester sur la peau du corps gras appliqué le soir, et la légère sueur qui s'amasse pendant la nuit.

On verse alors quelques gouttes d'eau-de-vie ou de benjoin ou d'eau aromatique dans un demi-verre d'eau, et on s'essuie avec la même précaution que la veille.

Une des causes qui rendent ordinairement la peau brune et sans éclat, qui fait paraître des rides prématurées, et donne à tout le teint quelque chose de terne, c'est la persistance des petites écailles formées par les sécrétions de la transpiration insensible.

Ces pellicules, produit de la végétation continuelle de l'épiderme, soulevées à demi, jaunies par la sueur huileuse de la peau, en bouchent les pores et nuisent ainsi à sa transpiration ; elle lui donnent une teinte jaunâtre ou grise, qui rend les rides plus profondes et plus visibles.

Quand, au contraire, au moyen d'un corps gras ou légèrement savonneux, on a enlevé toutes ces pellicules, la peau reçoit plus facilement les impressions de l'air, la lumière joue sans obstacle sur sa surface, elle glisse sur les aspérités, se réfléchit à travers le duvet de l'épiderme, qui, alors débarrassé de toute impureté, acquiert un éclat doux et flatteur.

Souvent ces petites écailles résistent aux pommades, aux eaux spiritueuses, et, se roulant en petites masses, elles exigent un frottement qui pourrait nuire à la douceur de la peau, s'il était exercé avec violence.

Le moyen d'opérer cette friction sans danger consiste, avant de se laver le visage, à se frotter légèrement avec un morceau de laine fine, qui fait ainsi l'effet d'une brosse douce.

Après avoir frictionné toutes les parties du visage, du cou et de la poitrine, afin d'en faire tomber les pellicules sèches, on se lave avec un doux mucilage, tel que cold-cream, concombre, etc., qu'on enlève ensuite avec de l'eau de benjoin.

C'est surtout pour le visage qu'il vaut mieux prévenir que réparer. D'après ces principes, il faut craindre pour le visage la proximité du feu, qui lui est fatale, et les femmes qui ont le plus longtemps conservé une belle peau, l'ont dû peut-être à la simple précaution de se tenir éloignées du feu ; mais quand on est obligé d'en approcher, il faut se servir d'un écran.

On se garantira, sans affectation, de l'action du soleil, du grand vent et du froid, qui sèchent et durcissent la peau et lui font perdre sa souplesse et son brillant.

On évitera la fumée, et lorsque par hasard on s'y trouvera exposé quelques instants, on ne manquera pas de s'essuyer le cou et le visage avec un mouchoir de toile; il sera noirci de la vapeur qui s'était attachée sur la peau : on agira de même quand on aura été environné par la poussière.

Dès qu'on se sentira sur la figure un peu de moiteur, on l'essuiera aussi, mais légèrement, et plutôt en appuyant et plaquant le mouchoir qu'en le promenant sur le visage.

On tâchera de se défaire de l'habitude que l'on a assez généralement de porter les doigts au visage, de se gratter par désœuvrement, surtout le soir en se déshabillant.

On évitera de rester à l'air après s'être lavé le visage.

DE L'EMBELLISSEMENT DU VISAGE.

5. Secret pour nettoyer le visage, le blanchir et l'adoucir.

L'eau pure est le cosmétique simple par excellence; mais l'eau, si utile dans l'état de santé, est presque toujours insuffisante pour l'habitant des villes, dont la santé parfaite est si rare, assaillie qu'elle est sans cesse par les affaires, les soucis, les passions ardentes, etc.; il est nécessaire que l'art vienne en aide à la nature, à laquelle nous demandons toujours plus qu'elle ne peut donner.

Dans les promenades, les bals, les spectacles, les veilles, le genre d'occupations, la peau du visage se charge d'impuretés qui en obstruent les pores; il faut un composé plus actif que l'eau pure pour les détacher de la peau et lui rendre la fraîcheur qu'elles peuvent lui faire perdre.

COLD-CREAM.

Huile d'amandes douces..................	150	grammes.
Blanc de baleine..........................	35	—
Cire blanche..............................	15	—
Eau de roses..............................	30	—
Eau de Cologne............................	8	—
Teinture de benjoin ou baume de la Mecque.	1	—

On fait fondre au bain-marie l'huile, la cire et le blanc de baleine. On coule le mélange dans un mortier de marbre et on laisse figer. On triture ensuite avec un pilon de bois jusqu'à ce qu'il n'y ait plus aucun grumeau ; alors on verse peu à peu l'eau de roses, et on rebroie jusqu'à parfaite incorporation, et on agit de même pour la teinture. Ce cérat devient d'autant plus blanc qu'il est plus broyé. Pour être arrivé au degré de perfection il doit être semblable à de la crème.

Cette crème est un excellent cosmétique qui n'a pas l'inconvénient des savons de toilette, qui, quelque bien préparés qu'ils soient, sont toujours un peu caustiques; elle a en outre l'avantage de ne point boucher les pores de la peau, en raison de la quantité d'eau qui y est contenue et dont l'usage habituel entretient la souplesse de la peau. Cette pommade est aussi excellente pour la barbe et pour enlever le fard rouge et blanc.

6. Secret pour rafraîchir le visage dont la peau est aride et échauffée.

On triture dix gouttes de baume de la Mecque avec 4 grammes de sucre ; on y ajoute un jaune d'œuf; ensuite on mêle exactement en y versant peu à peu 180 grammes d'eau de roses distillée : on passe cette émulsion balsamique au travers d'un blanchet.

On se frotte le soir le visage avec cette composition, qu'on laisse sécher sans l'essuyer. Le matin on se lave avec de l'eau pure.

7. Secret pour rendre à la peau farineuse du visage sa souplesse et sa fraîcheur.

POMMADE DE NINON DE L'ENCLOS.

Huile d'amandes douces..	120	grammes.
Axonge lavé............	90	—
Suc de joubarbe.........	90	—

Mêlez.

Cette pâte s'étend sur le visage, le cou, les bras, etc., avec le doigt. On humecte ensuite une très-fine éponge d'eau tiède, et l'on passe sur la peau enduite de cette pâte jusqu'à ce que celle-ci soit complétement fondue. On termine par essuyer légèrement avec un linge fin. Le lendemain matin on se lave avec de l'eau de benjoin.

8. Secret pour rajeunir le visage.

VINAIGRE VIRGINAL.

Alcool..................	30	grammes.
Vinaigre fort...........	30	—
Benjoin.................	30	—

On laisse macérer quinze jours, puis on filtre.

On verse une dizaine de gouttes par verre d'eau, qui la rendent laiteuse, en lui communiquant un parfum agréable. L'emploi de ce vinaigre donne du ton à la peau, raffermit les chairs et donne au visage un air de fraîcheur et de jeunesse. A la dose de 200 grammes, il produit le même résultat dans un bain.

9. Secret pour effacer la trop grande rougeur du visage.

EAU DE LYS.

Eau....................	500	grammes.
Oignons de lis..........	120	—

On fait bouillir au bain-marie jusqu'à réduction d'un verre; on passe avec expression.

On lotionne le visage fréquemment, en laissant sécher sans essuyer.

10. Secret pour blanchir promptement la peau brunie et hâlée par le soleil.

On étend sur le visage, le soir en se couchant, du cold-cream, et le matin on se lave avec l'eau dans laquelle on verse quelques gouttes de *teinture de benjoin* (c).

11. Secret pour guérir les gerçures de la peau du visage.

Le soir on étend sur la peau une couche de pommade de concombre, et le matin on se nettoie avec du cold-cream.

12. Secret pour faire disparaître complétement les éphélides ou taches de rousseur.

De tous les effets que l'air ou le hâle et le soleil peuvent produire, le plus fâcheux est ce qu'on nomme les *éphélides* ou taches de rousseur; elles sont ordinairement le partage des plus belles peaux. C'est du moins la consolation que l'on a coutume d'offrir aux femmes qui en sont frappées.

LOTION BOUCHARDAT.

Borate de soude..........	4	grammes.
Eau de roses............	40	—
Eau de fleurs d'oranger....	40	—

On lotionne les taches.

Autre.

Eau distillée de parties égales de laurier, cerise et pêche........................	125	grammes.
Teinture de benjoin....................	1	—
Extrait de Saturne	8	—
Alcool mêlé à la teinture de benjoin........	4	—

On mêle et on lotionne.

Autre.

La teinture de benjoin, l'eau de roses, la crème, le

baume de la Mecque, le lait d'amandes, enlèvent également les taches de rousseur.

Il faut avoir soin d'éviter le grand soleil pendant au moins trois jours avant d'employer une des substances. On ne s'en sert que le soir, parce qu'en s'en servant le matin, on rendrait la peau plus tendre et bien plus susceptible encore de recevoir des taches de rousseur.

13. Secret pour guérir les rougeurs du visage.

Les rougeurs sont, pour ainsi dire, des feux subits, fixes, des couleurs forcées et tenaces, qui finissent par rendre la peau rude et écailleuse, et qui dégénèrent souvent en couperose.

Pour l'intérieur : emploi des bains, régime adoucissant, végétal et lacté, et des boissons rafraîchissantes.

A l'extérieur : il faut se laver souvent le visage avec du lait, puis de l'eau de lis, puis, sans l'essuyer, le soir, on étend du cold-cream sur le visage.

14. Secret pour prévenir et faire disparaître les boutons du visage.

On divise les boutons qui viennent au visage en quatre sortes :

1° Les *boutons ronds*, dans lesquels est toujours un petit germe semblable au bulbe d'un cheveu, et qui, selon toute apparence, n'est aussi qu'un bulbe développé; car les pores, surtout au menton, recèlent les racines de petits poils invisibles.

2° Les *boutons plats*, renfermant quelques gouttes d'une sérosité claire.

3° Les *boutons vifs*, une gouttelette d'humeur verdâtre.

4° Enfin, les *boutons composés*, une petite pellicule interne, farineuse, un petit germe et un peu de sérosité.

Tous ces boutons proviennent d'irritation intérieure; aussi les meilleurs moyens pour guérir et détruire leurs principes, sont les bains, les tisanes rafraîchissantes et du repos. Mais l'on peut aussi les combattre extérieurement, ainsi que nous allons l'indiquer.

Quand on est sujet aux boutons, il faut étendre, le soir, une couche de pommade de concombre pour les prévenir.

Pour le traitement des *boutons ronds*, aussitôt qu'une vive cuisson, ou une légère tache rouge ou callosité aura fait soupçonner la présence d'un bouton rond, on le couvrira le soir d'un peu de pommade de concombre.

Le lendemain on regarde au miroir si la tache rouge ou callosité présente une petite pointe blanche, ou l'on touche légèrement pour juger si le germe se fait sentir; il importe de s'en assurer, parce que si le germe n'était pas disposé encore à se détacher, l'opération suivante serait plus nuisible qu'utile, parce qu'elle fatiguerait en pure perte la peau, et augmenterait l'inflammation du bouton : il vaut mieux retarder un peu après la maturité du bouton, que d'agir avant elle.

Mais enfin, quand la maturité est complète, il faut doucement presser le bouton entre les deux index, et opérer ainsi l'extraction du germe. Dès qu'il sera sorti, on prendra un linge bien fin et bien blanc, on le trempera dans de l'eau fraîche, à laquelle on aura ajouté quelques gouttes de *teinture de benjoin* (*c*); on lavera à plusieurs reprises le bouton sans frotter.

Après cela on ne s'en occupera plus, et quand une petite pellicule écailleuse se sera formée à la place du bouton, on l'enlèvera délicatement. Il ne faut pas non plus prévenir le moment où la pellicule est parfaitement sèche.

L'extrême désir que l'on a, avec raison, de se débarrasser des boutons fait qu'on se hâte d'arracher leur écaille. Si elle est encore trop adhérente à la peau, le bouton saigne et redevient plus malade qu'auparavant.

Si, quoique détachée de l'épiderme, l'écaille n'est pas complétement séchée, la partie qu'elle cachait et dont elle protégeait la faiblesse paraît d'un rouge violet et produit longtemps cette désagréable tache. De plus, la peau, fatiguée dans le voisinage du bouton, ne tarde pas à en montrer d'autres. Ces boutons, convenablement traités, sont guéris ordinairement en quatre à cinq jours; pressés, écaillés à tort, ils durent le double et même le triple de ce temps.

Les *boutons plats*, qu'on nomme ainsi pour les distinguer des précédents, sont des espèces de feux subits, d'éblouissements partiels. On éprouve une vive démangeaison, un picotement suivi de douleur; la peau rougit, se gonfle, et la sérosité amassée sous l'épiderme lui donne une désagréable couleur jaunâtre.

On applique tout de suite un petit morceau de taffetas d'Angleterre, et dès le lendemain ou le surlendemain au plus tard, on en est débarrassé. Quand le taffetas sera dur, qu'il sera comme doublé, arrondi, et qu'on sentira dessous quelque chose de très-dur, qu'il se détachera de lui-même, on pourra l'enlever, et avec lui partiront la peau jaunâtre et la sérosité qui lui donnait cette nuance. Cette sérosité devenue compacte est ce qui produit la dureté que l'on sent sous le taffetas.

Ces boutons ne se guérissent pas toujours aussi facilement, et du reste, il est beaucoup de personnes qui répugnent à se mettre une *mouche* de taffetas noir; il faut alors qu'elles couvrent le bouton de pommade de concombre. Cette substance douce amollit la peau, et la sérosité sort en gouttes qui se succèdent sans interruption; on les essuie à mesure, et quelquefois il est nécessaire de presser un peu la peau à l'entour, avec les deux index, pour faciliter l'émission de cette sérosité.

Quand elle cesse de couler, on lave avec un peu d'eau de benjoin, pour raffermir la peau et répercuter l'inflammation; puis on termine par l'application de la pommade de concombre. Dès le lendemain une peau sèche est formée, et le soir même on peut l'enlever.

Presque toujours les écailles et *surpeaux* de ces boutons s'étendent beaucoup plus loin que leur place primitive; c'est que leur inflammation avait légèrement enflé les parties environnantes, et que, comme à toutes les enflures, la peau a eu besoin de se renouveler.

Les *boutons vifs* se décèlent par une douleur vive et une tache d'un rouge foncé; quelquefois ils ne forment aucune excroissance ni grosseur. Ils doivent être traités comme les boutons ronds, si ce n'est qu'après l'extraction de l'humeur, il vaut mieux laver la place avec de la pommade de concombre qu'avec de l'eau de benjoin.

Les *boutons composés* sont peu douloureux et sont rares; mais ils ont le grand désagrément de n'être pas assez caractérisés; en sorte qu'après avoir enlevé la première pellicule, on croit quelquefois avoir extrait le germe et la sérosité qui ne s'y trouvent pas.

On continue de presser pour s'en rendre maître, et l'on détermine une bien violente irritation; d'autres fois on y renonce, et le bouton imparfaitement guéri continue de présenter une grosseur sans tache ni douleur, il est vrai, mais qui nuit toujours à la régularité de la peau.

On les fait passer en appliquant une petite compresse d'eau de benjoin.

15. Secret pour prévenir et faire disparaître les points noirs ou bubeux.

Les points noirs proviennent de boutons dont le germe est demeuré dans les pores; l'habitude de dormir avec le visage sous la couverture au lieu de l'avoir dehors, le séjour dans un lieu où l'on fume ou sujet à la fumée, les airs méphitiques, les pommades, les mauvais fards, les masques, les cosmétiques mal préparés de la parfumerie ordinaire, l'oubli d'essuyer avec soin la poussière et la sueur du visage lorsqu'on y est sujet, sont aussi les causes les plus fréquentes des points noirs; ainsi on doit commencer par éviter les causes ci-dessus pour en prévenir le retour.

Rien de plus défavorable au visage : on dirait qu'on a reçu le coup d'une arme à feu chargée à poudre; on paraît la miniature de ces portes de prison semées de clous.

Lorsqu'on les néglige, ils s'accroissent tellement, qu'ils dénaturent tout à fait la peau et lui donnent un aspect malpropre et malsain.

Cette disgrâce est d'autant plus affligeante que plus la peau est fine et délicate, plus elle y fait de progrès en peu de temps.

On fait tremper dans de l'eau aromatisée de teinture de benjoin une tablette de savon de benjoin avec laquelle on couvre bien les points noirs, puis on les frotte avec une brosse douce, jusqu'à ce que le savon soit enlevé.

On lave ensuite avec de l'eau pure aromatisée de teinture de benjoin. Il faut répéter cette opération tous les matins. Si malgré cela les points noirs persistent, il ne restera qu'à les extraire en pressant avec les deux index, ce qui ne causera ni douleur ni inflammation, et produira tout au plus une légère rougeur de dix minutes. Il sera bon de les brosser ou frotter ensuite avec l'éponge.

Mais ces points noirs, délogés à grand'peine, reviennent facilement : aussi, de temps en temps, sera-t-il convenable de presser doucement la partie où ils s'étaient montrés d'abord, et l'on verra jaillir une multitude de petits germes blanchâtres, tantôt ronds, tantôt comme un fil, secs ou gonflés et légèrement humides, tantôt gris, au moins à moitié, à leur partie supérieure.

Si au bout de quelque temps l'émission diminue, c'est

une annonce que les points résistent par absorption, et l'on ne se servira plus que de la brosse humectée, sans avoir besoin de réitérer les pressions.

VIII

Du Teint.

Le teint est à une jolie femme ce qu'est un rayon de soleil sur notre monde ; il anime la création, il obscurcit les défauts et fait ressortir les beautés.

La pâleur est plus supportable lorsque la peau est d'une blancheur pure ; cependant un visage seulement blanc paraît inanimé, et quelque beau qu'il soit, les Ris en sont exilés, et il a plus de ressemblance avec le marbre qu'avec la chair ; un léger coloris artificiel suffit pour animer toute la physionomie.

Mais il est tel état de santé que l'on dissimule, et telle époque de la vie où le rouge est nécessaire ; il convient aussi dans les grandes réunions, pour donner plus d'éclat à la beauté.

Employé avec discrétion, il donne à la physionomie une expression qu'elle n'aurait souvent pas sans lui ; répandu en teintes légères sur le visage d'une femme dont la maladie ou les chagrins ont pâli les roses, il ranime la langueur de son teint.

Ce petit artifice a souvent une cause honorable et que la délicatesse peut avouer : « Un peu de rouge, dit Winkelmann, est à la beauté mélancolique ce que le sourire est aux lèvres d'une mère souffrante qui veut voiler sa peine à ses enfants ou la dérober aux yeux de la stupide indifférence. »

La beauté la plus régulière n'est pas appréciée, si elle n'est complétée par la pureté, l'éclat et la fraîcheur du teint et de la peau. Voilà pourquoi, à défaut d'un beau teint naturel, les femmes recourent au teint artificiel des fards.

Mais si l'on veut faire attention que la beauté du teint est l'effet de l'équilibre parfait des humeurs, de l'exactitude des fonctions, on avouera que c'est moins du côté de la peau qu'il fallait tourner ses vues que vers le mécanisme intérieur, qui a fait affluer vers elle les différents fluides qui l'arrosent.

Peut-on avoir la peau blanche si la bile est mal sécrétée? Peut-elle être animée si les règles ne viennent pas régulièrement? Peut-elle être brillante si les sécrétions alvines n'ont pas lieu?

Nous en sommes désespéré, mais il faut passer par sa garde-robe pour que les couleurs de la santé brillent sur le visage; en un mot, le mauvais air, le défaut d'exercice, la fatigue, les veilles prolongées, les chagrins, le travail excessif, l'abus des plaisirs et leur privation absolue, la crainte, les joies excessives, les remords, les voluptés et toutes les affections vives suffisent pour altérer le teint.

La trop grande pâleur n'est pas un état naturel : elle provient de faiblesses, de mauvaise santé, ou de peines secrètes. Lorsque ces causes n'existent plus, la trop grande pâleur cesse et fait place à des couleurs séduisantes.

On ne saurait trop répéter qu'il est indispensable, pour avoir une belle peau et un teint éclatant, de posséder une santé parfaite; que sans cette précieuse faveur de la nature, il est impossible de jouir d'aucun de ses dons, et que, par conséquent, les premiers soins doivent être consacrés à la conservation de la santé lorsqu'elle est bonne, ou à son rétablissement lorsqu'elle est mauvaise.

Un embonpoint convenable est aussi indispensable pour

avoir une peau fine, douce, blanche et fraîche, attendu que la maigreur la ternit et la dessèche.

Mais, malgré la santé et l'embonpoint, si l'on n'est pas d'une sévère propreté, et qu'on ne prenne pas de toutes les parties du corps les soins scrupuleux qu'elles réclament, il est difficile d'obtenir la fraîcheur qu'on désire.

Un sommeil suffisant, les bains et des lavements *fréquents* entretiennent la fraîcheur et l'éclat du teint.

HYGIÈNE DU TEINT. — La même que celle du visage.

EMBELLISSEMENT DU TEINT.

16. Secret pour colorer le visage et le rendre vermeil.

On prend un bout de ruban ponceau, on le trempe dans un spiritueux, tel qu'eau-de-vie, de Cologne, vinaigre de toilette, etc., et l'on s'en frotte les joues. Cette teinture rend aux joues ses couleurs naturelles.

17. Secret pour faire du rouge liquide donnant au visage une fraîcheur rose et veloutée.

Alcool à 36 degrés......	120	grammes.
Eau distillée............	60	—
Carmin, 1re qualité......	1	—
Sulfate d'alumine........	0 30	centig.
Acide oxalique......... ..	0 30	—
Baume de la Mecque.....	0 50	—
Ammoniaque...........	0 50	—

On mêle l'esprit-de-vin et l'eau distillée, on ajoute l'acide oxalique, l'alumine et le baume de la Mecque; on agite le mélange; on tient la bouteille qui le contient à une douce chaleur pendant environ dix heures, pour faciliter la dissolution du baume par l'alcool; on filtre ensuite la liqueur.

On met ensuite le carmin dans un mortier de verre ou de porcelaine; on verse par-dessus l'ammoniaque; on broie en versant peu à peu la couleur. On met le tout en bouteille, et on laisse reposer pendant dix minutes; on décante doucement et l'on conserve le rouge dans une bouteille bien bouchée.

Pour s'en servir, il faut agiter la bouteille, y tremper un pinceau à plumes, puis l'étendre légèrement sur les joues, qui prendront alors un superbe coloris, imitant parfaitement la nature.

Ce fard s'identifie tellement avec la peau, qu'il ne se détache même pas lorsqu'on s'essuie pendant la transpiration.

18. Secret des sultanes pour blanchir la peau du visage, l'adoucir et obtenir un teint de lait.

CRÈME DES SULTANES.

Huile de ben	62	grammes.
— de pavot	15	—
Cire vierge.............	8	—
Spermaceti..............	8	—
Fleur de benjoin........	8	—
Extrait de fleurs d'oranger.	3	—
Amandes fines mondées..	125	—
Blanc de perles.........	62	—
Talc de Venise..........	30	—
Baume du Pérou........	0 25	centig.
Essence de roses........	1 25	—

Faites selon l'art.

19. Secret pour rendre invisibles les rides et les marques de petite vérole.

POMMADE EN CRÈME.

Cire blanche.............	4 grammes.
Blanc de baleine..........	4 —

On fait fondre au bain-marie et on ajoute :

Eau de roses.............	15 grammes.
Teinture de baume de tolu.	4 —

On en étend sur le visage le soir en se couchant, et le lendemain on s'essuie doucement le visage avec un linge fin.

20. Secret pour préparer le blanc de perles.

Bismuth purifié..........	2 grammes.
Acide azotique............	6 —

On fait réagir d'abord à froid, puis à chaud; on laisse reposer, on décante, puis on laisse évaporer au tiers, et l'on verse la liqueur dans cinquante fois son poids d'eau : la matière qui se précipitera sera le sous-azotate de bismuth, que l'on recueillera, lavera et fera sécher.

Ce fard, employé *seul*, est un de ceux que la médecine réprouve : quoiqu'il soit très-répandu, et malgré le nom gracieux qu'il porte, il n'en est pas moins dangereux; le plomb n'en est pas moins la base et est sujet à une altération rapide : car les exhalaisons sulfureuses dont l'air est quelquefois imprégné le noircissent subitement sur la peau où il est appliqué; ensuite il dessèche la peau, la flétrit et la ride en peu de temps.

21. Secret pour préparer le blanc de fard.

Talc de Venise en poudre fine. 125 grammes.
Vinaigre distillé............ 250 —

On met ce talc avec le vinaigre dans un matras, on laisse pendant quinze jours, en ayant soin de remuer de temps en temps; on filtre et on lave avec de l'eau distillée jusqu'à ce qu'elle sorte sans saveur aucune. On le broie alors avec un peu d'eau et 15 grammes de blanc de baleine. On place la pâte dans des pots, et l'on fait sécher à l'abri de la poussière.

On emploie ce blanc à l'aide d'un corps gras : il ne se détache point pendant la transpiration.

IX

Des Cheveux.

L'un des plus beaux ornements dont la nature nous a pourvus, est cette chevelure qui donne au front un si haut caractère de grâce et de dignité; elle fait ressortir la blancheur du teint, la vivacité des yeux et l'expression de la physionomie; aussi lorsqu'ils manquent aux lieux qui doivent en être parés, c'est une véritable disgrâce de la nature.

Les cheveux sont un vêtement protecteur contre la lumière et les intempéries, qui végète et croît avec l'homme, qui blanchit ou tombe lors de son déclin, et semble aussi présenter l'image de la force et de la santé, ainsi que des dépérissements et des souffrances de l'âme et du corps.

PHYSIOGNOMONIE DES CHEVEUX. — Des cheveux fins, soyeux et souples, sont la marque d'un tempérament délicat et sensible, et parlent en faveur de l'esprit et du caractère. Plats et raides, ils indiquent un caractère mélancolique, constant; s'ils sont très-allongés, flexibles du moins, une constitution lymphatique, indolente.

— Les cheveux rudes et redressés sont le signe d'un esprit âpre et difficile, d'un caractère opiniâtre et dur. S'ils sont frisés et crépus, ils annoncent une humeur bilieuse, impétueuse. Des cheveux noirs et crépus ne s'associeront jamais à une tête fine et moelleuse.

Des cheveux noirs, ainsi que surabondants, indiquent l'énergie morale ou la force physique.

— La couleur des cheveux claire ou blonde est l'indice d'une force et d'une énergie moins développées, des passions tendres, d'un esprit et d'un caractère plein de douceur.

Des cheveux blonds, doux et unis, sont la marque d'une organisation faible, délicate et facile à s'irriter, ou plutôt d'une humeur qui s'allume aisément et qui cède aux moindres impressions.

— Les cheveux blonds annoncent généralement un tempérament sanguino-phlegmatique.

HYGIÈNE DES CHEVEUX DE LA FEMME. — « Le désir de plaire, dit madame Celnart, est innocent en soi, » et même il est très-louable chez une personne mariée, » qui doit faire sa principale occupation de se rendre » agréable à son époux.

» Sans doute, le soin de sa personne serait blâmable » s'il la portait à négliger la surveillance de sa maison, » la culture de son esprit ou l'éducation de ses enfants ; » mais il doit marcher avec ses devoirs.

» Les femmes les plus estimables seraient bien fâchées » de n'être qu'estimées de leur mari, dont il faut qu'elles

» s'efforcent d'exciter, de nourrir un sentiment plus doux. » L'abandon, l'infidélité que déplorent tant d'épouses, » tiennent souvent à leur négligence d'elles-mêmes.

» Qui peut calculer les suites d'un premier dégoût ? » La même femme se présente constamment propre, » soignée, sous un aspect avantageux, à son futur, dont » les yeux prévenus l'admirent sans cesse, et elle est mal » tenue, en désordre, auprès d'un époux que la possession, » l'habitude désenchantent de jour en jour.

» Les soins qu'elle prend de temps en temps de sa toi- » lette pour paraître dans le monde, rendent encore plus » désagréable et plus criante sa négligence habituelle, » car elle accorde aux convenances, à la vanité peut-être, » ce qu'elle refuse à l'amour. »

Qu'on n'imite point ce mélange discordant de désordre et de recherche ; qu'on soit d'une propreté constante, minutieuse, car la propreté embellit la laideur comme la négligence enlaidit les plus heureux charmes.

Il faut donner ce qu'il convient au rang, à la jeunesse, aux occasions de paraître ; mais, autant qu'il se peut, il vaut mieux être moins brillante dans le monde et plus joliment mise chez soi. Il faut se conserver, se parer pour celui dont on doit soigner les plaisirs comme accomplir le bonheur. La coquetterie ainsi pratiquée serait une vertu, et les moralistes diraient : Soyez coquettes ! Soyez-le donc, et d'abord occupons-nous de vos cheveux. — La propreté est l'âme de la toilette comme de la santé : le soin principal doit être de tenir la chevelure extrêmement propre.

Pour cela, il faut tous les matins, avant d'arranger ses cheveux, les démêler avec un *démêloir* que l'on tirera bien en droite ligne et d'aplomb, afin de ne pas les casser.

S'ils sont très-longs et très-épais, il faudra les séparer en deux ou trois parties, et les peigner séparément. Cette pratique est surtout indispensable quand un peigne plus fin succède au démêloir. Quand les cheveux sont démêlés, on les frotte ave une brosse à manche, ayant de longs crins.

Quand la chevelure n'est pas d'une nature graisseuse, et qu'elle a beaucoup de longueur, il suffit d'employer le peigne fin d'ivoire tous les quinze jours ; dans le cas contraire, tous les huit jours.

On trempe le démêloir dans de l'eau où l'on aura jeté quelques gouttes d'*eau de Portugal* (e); ce moyen, employé journellement, rend les cheveux souples et brillants; il ôte surtout la mauvaise odeur que leur donne souvent la transpiration concentrée, et les entretient dans un état de moiteur favorable à leur végétation.

Quand on se sera démêlé, on repassera dans les cheveux la brosse imprégnée d'eau de Portugal pure ; si l'on a les cheveux naturellement onctueux, ou s'ils sont secs, une brosse particulière imprégnée d'huile ou de bonne pommade.

Le soir venu, on defera sa coiffure, en ôtant d'abord toutes les épingles noires qui s'y trouvent, et en secouant les mèches de cheveux à mesure qu'on les détachera. Ces précautions sont surtout utiles quand on a été coiffée par un coiffeur. Les mèches détachées, on les démêle bien et on les natte proprement, car jamais il ne faut se coucher avec des cheveux mêlés et non fixés par une natte. Rien ne les détériore plus que cette négligence, qui est une malpropreté, car la chevelure repousse le bonnet, s'en échappe et tombe roulée et mêlée sur l'oreiller qu'elle salit; elle cause, outre ces désagréments, de vives démangeaisons de tête.

Il faut éviter autant que possible de passer les cheveux au fer et de les crêper en les battant avec le peigne, car l'un les dessèche et l'autre les tord, les crispe et leur enlève tout leur brillant.

Si on a la bonne habitude de s'occuper du soin du ménage, il faut couvrir ses cheveux quand on sera à la cuisine.

Une des choses les plus nuisibles à l'accroissement des cheveux est de les tordre pour les relever. Les plus belles chevelures s'amoindrissent et disparaissent sensiblement par suite de cette funeste coutume. Soit qu'elle empêche les jeunes cheveux de croître, soit qu'elle étiole la racine des plus grands en mettant obstacle à la circulation de l'air, il est certain que rien ne les rend en peu de temps aussi grêles. Il vaut mieux les nouer avec un ruban, sans trop les serrer; mais rien ne leur convient mieux que d'être tressés.

Pour donner de la force aux cheveux, les empêcher de s'effiler, de devenir crochus, de pâlir à leurs extrémités, il faut prendre la bonne habitude d'en couper ou *rafraîchir* tous les quinze jours deux centimètres environ par le bout. La nature réparera bien au delà de cette perte.

Si l'on avait longtemps négligé cette pratique, et que les cheveux fussent inégaux, il faudrait les couper carrément, même lorsqu'à certaines mèches on retrancherait jusqu'à huit centimètres.

Les cheveux s'allongeront tous ensemble, seront toujours égaux, prendront à leurs extrémités une teinte analogue au reste de la chevelure, se débarrasseront de ces vilains crochets qui les partageraient par le bout, et si leur nature est de friser, ils formeront de belles boucles égales.

De plus, étant relevés sur le sommet de la tête, ils cesseront de produire dans la coiffure un côté bombé et un côté plat, ou de faire une natte épaisse à sa naissance, et terminée par une queue de rat.

Les grandes chaleurs sont encore funestes aux cheveux; aussi, dès le commencement de l'été, faut-il redoubler de soins et de propreté; faut-il multiplier les lotions savonneuses et rafraîchir souvent les cheveux.

Dans la saison du froid et des chaleurs de l'été, on taponnera les cheveux de temps en temps, avec un linge chaud en hiver et non chauffé lorsqu'en été ils sont baignés de sueur.

Il est bon de laver entièrement la chevelure tous les mois en prenant un bain. La longueur des cheveux n'est pas un obstacle à cet usage, parce que les plus belles chevelures étant les plus difficiles à entretenir propres, elles sont dès lors celles qu'il est plus nécessaire de nettoyer à fond : et pour cela, il n'est pas de moyen plus commode que le bain, et l'eau est ce qui donne le plus beau lustre aux cheveux, pourvu qu'on les sèche et qu'on les peigne de suite, l'été au soleil, l'hiver devant le feu.

Quant aux inconvénients qui peuvent résulter de l'usage de laisser la tête sèche, il ne serait pas impossible que les fréquentes migraines dont se plaignent les femmes n'aient pour cause primitive le manque d'eau à la tête, ce qui ne permet pas au peigne et à la brosse d'en détacher entièrement les pellicules qui s'y attachent et qui, en bouchant les pores, ne laissent pas de cours à la transpiration.

Lorsque, par leur nature ou par l'emploi prolongé ou exagéré des huiles et pommades, les cheveux sont gras au point d'être ternes, compactes, plats, il faut recourir aux lotions savonneuses.

On trempe pendant quelques instants du savon de toilette légèrement parfumé dans une tasse d'eau tiède, on agite un peu le savon et l'eau devient écumeuse ; alors on écarte bien les mèches de cheveux, et avec une éponge humectée de l'eau savonneuse, on les lave bien de tous côtés ; si, pendant l'opération, l'eau vient à se refroidir, on en ajoute de la chaude, jusqu'au degré de tiédeur.

Les cheveux étant nettoyés, on s'essuie bien la tête avec des linges chauffés l'hiver, et non chauffés l'été, puis on se brosse à plusieurs reprises avec une brosse de riz.

On emploie aussi avec avantage le moyen suivant pour dégraisser la chevelure. On prend un jaune d'œuf cru, dont on humecte la main que l'on passe sur les cheveux à plusieurs reprises, puis on les peigne au démêloir et ensuite au peigne d'ivoire fin.

Les cheveux blonds, qui sont rarement graisseux, et dont la finesse et la douceur préviennent l'emploi des pommades, sont ceux qui doivent être lavés plus rarement. Il faut bien se garder de remplacer le léger alcali du savon par des spiritueux et des acides, qui nettoient parfaitement les cheveux, à la vérité, mais qui contribuent à les faire blanchir promptement et à les faire rompre et tomber, à les sécher et les corroder.

La nature des cheveux commande l'emploi de telle substance à l'exclusion de telle autre ; elle en règle aussi la quantité.

Ainsi, les cheveux secs, rudes, qui se hérissent, veulent beaucoup plus de matière graisseuse que des cheveux qui naturellement en sont tout enduits; beaucoup d'huile convient à ces cheveux ingrats, tandis que les autres demandent à peine d'être légèrement frottés deux fois par semaine avec la grosseur d'un poids de pommade étendue dans la main.

De quelques substances qu'on se serve, huile ou pommade, il faut les prendre fraîches, très-fines, et légèrement parfumées. Les odeurs fortes, telles que le musc, l'ambre, la fleur d'oranger, la tubéreuse, et autres semblables, doivent être entièrement proscrites : de fréquentes migraines, un malaise nerveux, quoique inaperçu à cause de l'habitude, et une notable diminution d'incarnat, tels sont les effets de ces parfums irritants.

Il faut faire au contraire un choix parmi les parfums suaves et doux, comme la violette, l'héliotrope, la rose, le narcisse, etc.

HYGIÈNE DES CHEVEUX DE L'HOMME. — Les cheveux d'un homme doivent aussi être soignés, mais sans prétention et sans apprêts; l'art de l'arrangement consiste à ce qu'on les trouve bien, sans se douter qu'il a fallu s'en occuper pour les disposer ainsi.

Un homme peut faire également papilloter ses cheveux lorsqu'ils ne bouclent pas naturellement; mais il doit faire cette opération en secret, et prendre surtout garde, lorsqu'on a défait ses papillotes, que ses cheveux ne tombent en tire-bouchons ou en boucles comptées et symétriques comme ceux d'une femme.

Quand on est obligé de passer les cheveux au fer pour les friser, il faut avoir soin de les dégraisser avant, et après de les humecter de suite après la pression avec de l'huile antique.

EMBELLISSEMENT DES CHEVEUX.

22. Secret pour entretenir la chevelure blonde et châtaine.

POMMADE A LA MOELLE DE BOEUF.

Moelle de bœuf fondue....	30	grammes.
Graisse de veau fondue...	30	—
Baume du Pérou.........	2	—
Vanille.................	1	—
Huile de noisettes........	4	—

On fait chauffer au bain-marie une demi-heure, on passe la composition, puis on la bat dans une terrine avec un pilon de bois, pendant une demi-heure, ensuite on met dans des pots.

23. Secret pour entretenir la chevelure noire et brune.

HUILE PHILOCOME.

Moelle de bœuf..........	30	grammes.
Huile d'amandes douces..	30	—
Huile de noisettes.......	30	—

On fait fondre au bain-marie, on passe et on aromatise à volonté. On met cette huile dans des flacons bien bouchés.

Autre.

HUILE ANTIQUE.

Huile de ben............	100 grammes.
Teinture d'ambre.......	1 —
Essence de bergamote....	0 50 cent.

On mêle et on met en flacon.

24. Secret pour fixer les cheveux dont les bouclures résistent aux mouvements de la danse, à l'humidité et à la transpiration.

On fait bouillir dans un demi-litre d'eau 50 grammes de grains de psyllium ou herbe aux puces; on fait réduire de moitié, et on ajoute : eau de Cologne, 10 grammes. On peut remplacer le psyllium par le carrhaghen.

Autre.

Gomme adragant........	3 grammes.
Eau....................	110 —
Alcool.................	4 —
Huile volatile de roses....	5 gouttes.

On fait macérer 24 heures et l'on passe.

Autre.

Huile d'amandes douces..	30 grammes.
Cire blanche............	4 —

On fait fondre et on ajoute :

Teinture de mastic......	12	grammes.
Essence de bergamote....	1	—

25. Secret pour arrêter immédiatement la chute des cheveux.

Extrait de quinquina.....	2	grammes.
Huile d'amandes douces...	8	—
Moelle de bœuf..........	24	—
Essence de bergamote.....	6	gouttes.
Baume du Pérou.........	20	—

On fait fondre au bain-marie. On oint le cuir chevelu tous les soirs, une fois la semaine : lotion savonneuse et rafraîchissement des cheveux.

26. Secret pour empêcher les cheveux de blanchir.

LOTION DE FER.

Vin rouge...............	60	grammes.
Sulfate de fer............	1	—

On fait bouillir une minute, on laisse refroidir, et on en lotionne les cheveux deux fois par semaine. On les laisse sécher sans les essuyer.

27. Secret pour faire croître et épaissir les cheveux.

POMMADE DUPUYTREN.

Moelle de bœuf.........	250	grammes.
Acétate de plomb........	4	—
Baume du Pérou........	8	—
Alcool................	30	grammes.
Teinture de cantharides..	1	—
— de girofle......	1	—
— de cannelle.....	1	—

On enduit tous les soirs le cuir chevelu avec gros comme une noisette de cette pommade, après s'être savonné la tête la première fois. De temps en temps, on trempe du savon de toilette dans un peu d'eau-de-vie, et l'on s'en frotte la partie dénudée, puis après on étend la pommade. On peut aussi activer la crue des cheveux en mettant tous les soirs, pendant dix minutes, une compresse d'eau sédative sur la partie atteinte de calvitie, ou par des applications de glace.

Autre.

HUILE DE ROMARIN.

Huile d'amandes douces..	30 grammes.
Esprit de romarin.......	30 —
Huile de muscades.......	1 —

On mêle. Même emploi que la pommade Dupuytren.

28. Secret pour dépiler ou faire tomber, en moins de dix minutes, les poils, duvets et cheveux de toutes les parties du visage et du corps, sans la moindre irritation.

Chaux récemment éteinte et bien décarbonatée.	2 grammes.
Eau......................................	3 —

On obtient par un mélange exact un lait de chaux épais dans lequel on fait arriver du gaz sulfhydrique, jusqu'à ce qu'il refuse d'en dissoudre. Pendant l'opération on doit agiter fréquemment le lait calcaire, afin qu'il se charge uniformément et complétement de gaz.

On obtient ainsi un produit de consistance de bouillie et d'une couleur bleuâtre, due au fer contenu naturellement dans la chaux et qui s'est sulfuré pendant l'opération. Par le repos, la partie solide se dépose et la partie liquide surnage. Au moment de s'en servir, on rétablira l'homogénéité de la masse en la remuant et mêlant bien.

Pour s'en servir, on recouvre d'une légère couche de 1 à 2 millimètres d'épaisseur la partie velue que l'on veut épiler. Au bout de cinq à huit minutes, la masse, de molle qu'elle était, est devenue solide ; on lave de suite avec de l'eau tiède ou froide, et la peau se trouve dénudée plus complétement qu'avec le meilleur rasoir et sans la moindre irritation.

Le dépilatoire ne détruisant pas le bulbe pileux, il faut recommencer l'opération de temps en temps. Pour son emploi sur la lèvre supérieure ou sur le menton, il faut avoir soin d'interposer un corps au-dessous du nez, pour le mettre à l'abri des émanations de la composition.

29. Secret pour teindre les cheveux en noir.

LOTION LAFOREST.

Vin rouge...............	360	grammes.
Sel gris................	4	—
Sulfate de fer..........	7	—

On fait cuire cinq minutes et on ajoute :

Oxyde de cuivre........	4	grammes.

On laisse encore deux minutes au feu et on ajoute :

Poudre de noix de galles.	7	grammes.

On retire du feu. On se frotte les cheveux de cette liqueur, puis on les dessèche avec un linge chaud au bout de dix minutes, et on les lave avec de l'eau tiède.

Autre.

EAU DE GALLES.

Huile à manger.........	100	grammes.
Noix de galles..........	15	—

On fait cuire au bain-marie jusqu'à ce que les noix crèvent ; alors on y ajoute :

Sel gris................	4 grammes.
Sel gemme.............	4 —
Cire blanche............	4 —
Girofle.................	2 —
Alun pulvérisé..........	6 —

On fait cuire une seconde fois pendant cinq minutes ; on laisse reposer et on conserve dans un vase de verre, que l'on place à l'ombre.

30. Secret pour teindre les cheveux en blond.

Vin blanc..............	1/2 litre.
Rhubarbe..............	150 grammes.

On fait bouillir jusqu'à réduction de moitié ; on passe. On imbibe les cheveux et on laisse sécher.

Autre.

Lupins concassés........	45 grammes.
Buis râpé...............	45 —
Écorce de citron........	45 —
Racine de gentiane......	45 —
Racine de berberis......	45 —
Fleur de genêt..........	30 —
Stoechas...............	30 —
Cardamone.............	30 —

On fait bouillir le tout pendant trente minutes à petit feu, dans un litre et demi d'eau, dans laquelle on a fait dissoudre à froid 30 grammes de sel de nitre.

X

Du Front.

C'est sur le front, qu'on a appelé avec raison la *porte de l'âme* et le *temple de la pudeur*, que se manifestent la joie ou la tristesse, la clémence ou la sévérité, la méchanceté ou la bonté, le génie ou l'ignorance.

Les cheveux de devant, bien ou mal plantés, rendent le front régulier ou irrégulier. Cette régularité est indispensable pour la beauté du front.

Lorsqu'on a le visage trop long, on ne doit pas avoir le front trop découvert. Cependant, même dans ce cas, il faut qu'on l'aperçoive et que la pointe des cheveux ne parvienne qu'à un travers de doigt des sourcils.

Lorsqu'on n'a point le visage trop long, il faut avoir le front découvert le plus possible.

HYGIÈNE DU FRONT. — Même que celle du visage.

PHYSIOGNOMONIE DU FRONT. — Plus le front est élevé, plus l'esprit est vaste, mais privé d'énergie, et plus il témoigne de la faiblesse du caractère. Un front allongé ayant, au milieu ou plus bas, une cavité à peine perceptible, annonce de la faiblesse.

— Dans les fronts ronds et proéminents par le haut, mais droits par le bas et perpendiculaires dans l'ensemble, résident l'intelligence, la vivacité, la susceptibilité, la violence et la froideur.

— Plus le front est serré et court, plus le caractère est concentré et solide.

— Il faut se défier des fronts bas, ridés, noueux, irréguliers, enfoncés d'un côté, échancrés et se plissant diversement.

— Plus les contours en sont arqués et privés d'angles, plus le caractère est doux ; plus il sont droits et plus le caractère est ferme.

— Un front bas indique la ruse, l'hypocrisie et souvent la méchanceté.

— Les fronts, dont les cheveux sont implantés jusqu'au milieu du front, indiquent une humeur sévère et peu sensible.

— Un front arrondi et élevé annonce la franchise, la gaieté, un bon cœur et du jugement.

— La plupart des fronts chauves décèlent une certaine exaltation d'esprit ou un tempérament voluptueux.

— Tout front parfaitement perpendiculaire depuis les cheveux jusqu'aux sourcils est le signe de l'absence de toute intelligence.

— Le front à ligne droite et posé obliquement témoigne de la violence et de la vivacité de l'esprit.

— Un front à surface plane, sans sinuosités ni enfoncements, est celui d'un homme vulgaire, médiocre, pauvre d'idées et incapable d'invention.

— Les fronts penchés en arrière indiquent l'imagination, l'esprit et la délicatesse.

— Les fronts couverts de protubérances anguleuses et noueuses, révèlent une extrême activité et une opiniâtreté inouïe.

— Quelques fronts bien voûtés semblent attester la grandeur et le génie, et ils voilent la sottise et la médiocrité; on distingue ceci au défaut ou à la confusion des sourcils.

— La grosse veine du milieu d'un front, bien accusée, et sur un front ouvert, voûté et sans rides, est le signe de grands talents et d'un caractère noble et enthousiaste.

DES RIDES. — Les *maudites*, ainsi que les appelait Ninon de Lenclos, ces ennemies de la beauté, d'abord faibles et timides, se glissent une à une au coin des yeux.

La première est sans conséquence, on fait peu d'attention à la seconde; mais à la troisième, la beauté jette un cri d'alarme; en effet, le redoutable trio annonce le cortége sans fin de toutes celles qui s'établiront peu à peu sur le front, sous les yeux, autour de la bouche, sous le menton, à l'entour du cou, sur la gorge, enfin partout.

Que cette époque de la vie d'une femme est triste et pénible à passer! C'est la première annonce de la perte d'un bien qui va lui échapper; c'est la première expérience personnelle du peu de durée des choses de ce monde; c'est comme le pressentiment de l'approche d'une puissance ennemie qui porte ses coups dans l'ombre, et qui ne s'arrêtera plus dès qu'elle aura commencé à détruire, et ces traces perfides que la main du temps imprime sans pitié sur le front d'une femme, sans lesquelles plus d'une femme oublierait souvent l'année de sa naissance, et que la nature semble avoir créées pour servir d'avertissement aux femmes insatiables et d'épouvantails aux amours!

La peau, que la fraîcheur et l'embonpoint de la jeunesse ont tendue, perd avec elle de son ressort; elle se flétrit, et les endroits où les muscles ont été le plus souvent en mouvement, conservent les traces de leur action continue; souvent aussi les rides proviennent de la maigreur : on voit de jeunes femmes en être attaquées, tandis que d'autres plus âgées en sont exemptes, grâce à l'embonpoint qui soutient la peau et la sauve de leurs cruelles atteintes.

EMBELLISSEMENT DU FRONT.

31. Secret pour effacer les rides.

EAU D'ATHÈNES.

On fait dissoudre dans l'alcool..	350 grammes.
Benjoin pulvérisé.............	2 —
Encens, *id*..................	2 —
Gomme arabique, *id*...........	2 —

Ces substances étant dissoutes, on ajoute :

Pignons pulvérisés.......	3 grammes.
Amandes douces, *id*......	3 —
Girofle, *id*...............	1 —
Muscade.................	1 —

On laisse infuser ces substances pendant deux jours, en les remuant deux fois par jour.

On ajoute ensuite :

Eau de roses............ 45 grammes.

et on distille pour obtenir la moitié.

On emploie cette eau en lotions fréquentes, ou en compresses que l'on applique le soir en se couchant.

32. Secret pour adoucir les rides.

Teinture de benjoin..............	15 grammes.
Bouillon de veau, sans herbe ni sel..	30 —

On mêle, et on imbibe des compresses que l'on applique pour la nuit.

Quand les rides ne sont pas causées par l'outrage du

temps, et que le chagrin ou la mauvaise habitude de grimacer en riant et en parlant leur ont donné naissance, on peut espérer de les effacer peu à peu.

Autre.

Alcool	15 grammes.
Blanc d'œuf..............	15 —

On mêle et on en applique des compresses pour la nuit.

33. Secret pour atténuer fortement les rides et les creux de la petite vérole.

Alcool.....................	12 grammes.
Benjoin...................	2 —
Storax....................	2 —
Baume de Judée.........	5 gouttes.

Pour s'en servir, on en répand quatre à six gouttes dans un demi-verre d'eau, jusqu'à ce qu'elle blanchisse. Le soir, on lotionne et on laisse sécher, et le lendemain on lave la place à l'eau fraîche.

XI

Des Sourcils.

Avec quel soin la nature n'a-t-elle par pourvu à tout ce qui peut protéger l'organe précieux de la vue! Le sourcil, premier rempart de l'œil, a pour objet principal, en garnissant le contour osseux de l'orbite appelé *arcade sour-*

cilière, d'arrêter les gouttes de sueur qui ruissellent avec tant d'abondance dans la marche ou dans la fatigue.

Mais les fonctions morales confiées à ce défenseur du sens le plus délicat sont d'un bien plus haut intérêt ; car si les yeux ont un langage, le jeu des sourcils en confirme l'expression, tandis que celui des paupières cherche à en dérober une partie.

Une portion de l'âme, dit Pline l'Ancien, réside dans les sourcils. Cette partie du visage est aussi le siége de l'orgueil : il prend naissance dans le cœur ; mais lorsqu'il est conçu, c'est dans les sourcils qu'il établit son poste.

« Et, dit le tendre poëte Herder, au-dessous du *front*, à » l'endroit où il s'abaisse et où paraissent s'unir l'enten- » dement et la volonté, la nature a placé le sourcil, arc- » en-ciel de paix dans sa douceur, arc tendu de la discorde » lorsqu'il exprime le courroux ; aussi, dans l'un et dans » l'autre cas, est-il le signe annonciateur des affections de » l'âme. »

HYGIÈNE DES SOURCILS. — Les sourcils doivent être distants l'un de l'autre d'un bon travers de doigt. Lorsqu'ils se réunissent, il faut avoir soin de les séparer avec la pâte épilatoire n° 28.

Les trop gros sourcils rendent le visage dur et d'un aspect commun ; il est nécessaire, dans ce cas, de les effiler au degré convenable.

Il faut les laver tous les jours, surtout lorsqu'on a transpiré, parce que la sueur absorbée de nouveau engendre des pellicules qui contribuent à les dégarnir ; on évitera de les nettoyer à rebrousse-poil.

PHYSIOGNOMONIE DES SOURCILS. — Plus les sourcils se rapprochent des yeux, plus le caractère est sérieux, profond et solide.

— Plus ils remontent loin des yeux, plus le caractère perd de sa force, de sa fermeté et de sa hardiesse.

— Les sourcils épais, placés horizontalement, indiquent un caractère mâle et vigoureux.

— Quand leur forme est mi-partie droite, mi-partie courbée, ils sont la marque d'un jugement mûr et solide, d'une profonde sagesse et d'un sens droit et sagace.

— Des sourcils qui se joignent dénotent parfois un caractère sournois et jaloux.

— Les sourcils minces et doucement arqués sont une marque infaillible de modestie, de flegme et de faiblesse.

— Droits et minces, ils annoncent un caractère gai, ouvert, un esprit agréable et délié.

— Une grande distance d'un sourcil à l'autre annonce une conception aisée, un cœur calme, un esprit tranquille.

— Des sourcils doucement arqués dénotent la modestie et la simplicité.

EMBELLISSEMENT DES SOURCILS.

34. Secret pour faire croître et épaissir rapidement les sourcils.

On commence par rafraîchir l'extrémité des poils avec des ciseaux. Ensuite on applique sur les sourcils un morceau de glace (eau congelée) pendant dix minutes, qui, en faisant affluer le sang à cette partie, active la crue des poils.

On réitère cette application matin et soir, et après on étend dessus gros comme un poids de pommade Dupuytren, et en peu de temps les sourcils les plus clairs auront acquis une épaisseur et une force convenables, lorsqu'il n'y a pas impossibilité physique de faire développer cette croissance.

Les Irlandaises, dont la beauté des cils et des sourcils

est proverbiale, n'emploient que la salive d'une personne saine, à jeun, pour les faire croître.

35. Secret pour teindre les sourcils en blond.

(Voir le n° 30.)

36. Secret pour teindre les sourcils d'un beau noir.

(Voir le n° 29.)

XII

Des Yeux.

Les poëtes ont célébré dans toutes les langues ces globes vivants, rapides interprètes des passions de l'âme, où brillent tour à tour les flammes de la colère, le feu de l'amour et les vives clartés du génie.

C'est dans l'expression du regard qu'on lit les sentiments, que se peignent le courage et l'élévation du caractère.

Les yeux expriment les passions les plus vives et les plus tumultueuses, aussi bien que les mouvements les plus doux et les sentiments les plus délicats; il les rendent dans toute leur force, dans toute leur pureté, tels qu'ils viennent de naître; il les transmettent par des traits rapides qui portent dans une âme le sens, l'action, l'image de celle dont ils partent.

Ainsi le plaisir fait pétiller les yeux, le dépit les allume, la tristesse les abat, l'amour les rend doux et pathétiques, le courroux les ouvre et les enflamme.

L'œil s'éteint avec l'âme : ceux qui ont les yeux morts, ou des regards qui ne disent rien, montrent la nullité de leur âme.

Les muscles qui servent aux mouvements des yeux sont au nombre de six, dont quatre droits et deux obliques.

Leurs surnoms expriment l'action ou le sentiment qu'ils aident à produire.

Le premier muscle se nomme le *superbe;* il fait remonter l'œil, comme il arrive dans ces moments où l'âme est fortement exaltée par des pensées de grandeur ou d'orgueil.

Le second porte le nom de *l'humble,* dénomination qui convient à la modestie qui fait baisser les yeux.

On appelle le troisième le *liseur,* parce que ce muscle produit son effet lorsqu'on lit.

Le quatrième a été nommé le *dédaigneux:* c'est le plus solide de tous; il retire l'œil dans l'angle chaque fois que le mépris ou le dédain font regarder de côté ou de travers.

Le petit oblique porte le surnom de *colérique,* parce qu'il sert à ce rapide mouvement de l'œil qui exprime la colère ou l'indignation.

Enfin le sixième ou le *grand oblique* est chargé d'un emploi plus paisible : son action produit ce qu'on appelle *faire les yeux doux.*

PHYSIOGNOMONIE DES YEUX.

DE LEUR COULEUR.

— Des yeux bleus ou d'un gris bleuâtre peignent la douceur, la sensibilité, l'amabilité ; ils sont l'indice d'un excellent cœur, et la marque d'un esprit calme et confiant.

— Les yeux bleu clair se rencontrent rarement dans les personnes colères et presque jamais dans les mélancoliques. Cette couleur semble s'attacher de préférence aux flegmatiques qui conservent pourtant quelque activité.

— L'homme colère a des yeux de différentes couleurs, mais rarement bleus, plus souvent bruns ou verdâtres.

— Les yeux bleus annoncent plus de faiblesse, un caractère plus mou et plus efféminé que ne le sont les yeux noirs ou bruns. Ce n'est pas qu'il n'y ait des gens très-énergiques avec des yeux bleus, mais sur la totalité, les yeux bruns ou noirs sont l'indice plus ordinaire d'un esprit mâle, vigoureux et profond.

— Des yeux noirs et étincelants annoncent de l'esprit, du courage et de la témérité.

— Des yeux noirs et brillants indiquent un naturel gai, spirituel et fin.

— Un œil noir, vif et animé, est le signe d'un tempérament lubrique, ardent ou colérique.

— De petits yeux noirs et vifs, voilés de sourcils noirs et touffus, qui s'enfoncent lorsqu'ils sourient malicieusement, dénotent la ruse et la finesse.

— Le génie s'associe presque toujours aux yeux d'un jaune tirant sur le brun.

— Les yeux verts sont le signe distinctif de la vivacité et du courage.

— Les yeux gris annoncent un caractère obstiné, un esprit solide.

— Les yeux rouges sont l'indice ordinaire d'une nature ambitieuse ou avare.

— L'œil terne et blanchâtre est la marque d'un esprit paresseux et timide, d'un cœur froid et égoïste.

DE LEUR FORME.

— Quand la dernière ligne circulaire de la paupière d'en haut décrit un plein cintre, c'est la marque d'un bon naturel et de beaucoup de délicatesse, et quelquefois aussi d'un caractère timide et quelque peu enfantin.

— De gros yeux saillants et gris indiquent un naturel simple et sans malice.

— Gros et larmoyants, ils indiquent la sensualité, la faiblesse d'esprit et la perfidie.

— Des yeux très-saillants dénotent beaucoup de mémoire, peu de jugement et un caractère faible.

— De très-gros yeux sont, en général, un signe de médiocrité des facultés intellectuelles.

— Des yeux petits et pétillants indiquent un caractère vif, un esprit plein de verve, beaucoup d'activité et de pénétration.

— Petits et enfoncés, ils annoncent un esprit fort et un caractère énergique.

— De petits yeux profonds comme ceux des singes annoncent souvent une nature maligne et curieuse.

— Les yeux grands et langoureux annoncent un caractère bon et confiant, mais un esprit médiocre.

— L'œil taillé en amande et un peu humide est l'indice d'un cœur aimant et langoureux, d'un esprit facile et d'un caractère faible et bienveillant.

— Les yeux bien fendus, secs et brillants indiquent un caractère orgueilleux, emporté, opiniâtre, une imagination forte.

— Lorsque la paupière se dessine presque horizontalement sur l'œil et coupe diamétralement la prunelle, c'est le signe d'une personne fine, adroite et rusée, sans que pour cela cette forme de l'œil détruise la droiture du cœur.

DU REGARD.

— Un regard brusque, fixe, perçant, décèle un caractère élevé, hardi, et a été souvent l'apanage des hommes de génie et des grands capitaines.

— La réflexion profonde, la constance, la force, l'inspiration se tracent dans un regard fixe, arrêté, naturellement plein d'assurance.

— Un regard ouvert, relevé, témoigne l'impudence, l'orgueil ou l'audace.

— Des regards vides, mobiles, égarés ou lancés çà et là dénotent un esprit dévoyé, irréfléchi ou dépourvu de sens.

— Le regard languissant des yeux bleus ou verts décèle une âme tendre ou douce, timide et craintive, et parfois fausse.

— La crainte et la timidité peuvent donner à la physionomie de la personne la plus honnête une apparence de malhonnêteté.

Souvent c'est parce qu'elle est timide et non point parce qu'elle est fausse, que la personne qui nous fait un récit ou une confidence n'ose nous regarder en face.

Généralement, nous augurons mal d'un homme qui baisse les yeux en nous parlant, et nous sommes enclins à suspecter sa bonne foi. Au moins il annonce toujours de la faiblesse, de la timidité et de l'imperfection; une timidité qui dégénère aisément en fausseté.

Avec un esprit timide on est sans cesse en danger d'être faux. Avec quelle facilité on adopte les idées de tous ceux qu'on fréquente! comme on est près d'affirmer ce que d'autres affirment, et de nier ce que d'autres nient!

Une autre classe bien plus nombreuse, où l'on trouve, non des cœurs durs et barbares, mais des personnes estimables, bonnes, nobles, tendres et d'une organisation délicate.

Ce sont celles précisément qui sont les plus exposées à manquer de candeur; toujours elles approchent du seuil ou plutôt de l'abîme de la fausseté, et voilà d'où leur vient l'habitude de ne pas fixer celui à qui elles parlent.

Un cœur honnête, mais faible et timide, est incapable de résister ou de contredire ; il promettra souvent à deux personnes ce qu'il ne peut accorder qu'à une ; il embrasse l'opinion de toutes les deux, tandis qu'il fallait adopter l'une et rejeter l'autre.

— C'est dans les yeux que se peignent spécialement les passions violentes et compressives comme l'envie, et les passions douces et expansives comme l'amour. Prenons, pour exemple des passions compressives, l'envie.

C'est une affection de l'âme qui semble agir sur nous par une espèce d'enchantement. Elle produit des passions fortes.

Elle influe promptement sur l'imagination et sur les sens. Elle se peint particulièrement dans le *regard*, surtout en présence de l'objet qui l'excite.

Dans l'Écriture sainte, l'envie est désignée sous le nom de *mauvais œil;* et parmi les effets de cette passion on a remarqué un *clignement* et un certain *rayonnement* des yeux.

Bacon dit que quelques personnes se sont figuré que l'envie est accompagnée d'une certaine vertu magique, et que des yeux remplis de ce venin peuvent empoisonner le bonheur de ceux qu'ils regardent.

Quelques curieux, poussant plus loin leurs observations, ont prétendu que ce mouvement des yeux devient encore plus haïssable lorsque l'objet de notre envie paraît devant nous dans un état de gloire et de prospérité.

Les succès de nos rivaux, dit Zimmermann, nous aigrissent davantage si nous en sommes témoins; et la supériorité qu'ils semblent nous faire sentir irrite de plus en plus notre amour-propre.

La bonne renommée de son prochain est suspendue comme un glaive sur la tête de l'envieux ; il cherche à tourmenter sans cesse les autres, et il est lui-même son plus grand tourment. Voyez-le jusque dans sa gaieté : il la perd dès que son démon commence à l'agiter, dès qu'il ne réussit point à déprimer le mérite ou la prospérité auxquels il ne saurait atteindre; alors il roule les yeux, remue le front et prend un air sombre.

Quittons une passion si digne de pitié et choisissons pour sujet des passions expansives, l'amour.

Quand l'amour est seul, c'est-à-dire quand il n'est accompagné d'aucune forte joie, ni de désir, ni de tristesse, les yeux sont médiocrement ouverts, le blanc de l'œil est plus vif et plus éclatant; la prunelle est doucement tournée du côté où est l'objet aimé ; elle paraît un peu étincelante et élevée ; le battement du pouls est égal, mais beaucoup plus fort et plus grand que de coutume ; on sent une douce chaleur dans la poitrine : le front est uni, les sourcils un peu élevés du côté où se trouve la prunelle ; la tête s'incline habituellement vers l'objet qui cause l'amour ; la couleur est plus vermeille, particulièrement à l'endroit des lèvres et des joues ; la bouche est un peu entr'ouverte et les angles en sont un peu élevés, les lèvres paraissent humides.

HYGIÈNE DES YEUX. — Nous allons énumérer les préceptes particuliers d'hygiène les plus essentiels dans l'ordre même de l'exercice de la vision, depuis le lever jusqu'au coucher.

Au réveil, les yeux ne doivent pas être exposés trop subitement à une grande clarté. Pour cela, il est nécessaire que la chambre à coucher ne soit pas trop sombre. Les fenêtres doivent être pourvues seulement de rideaux verts que l'on doit bien se garder d'ouvrir aussitôt le réveil ; il faut attendre quelques minutes, afin que les yeux, préparés par une lumière modérée, ne soient pas tout à coup frappés par l'éclat du grand jour. On doit également condamner l'habitude funeste et enracinée où l'on est généralement de se frotter les yeux, le matin en s'éveillant.

L'eau fraîche suffit tous les matins pour les baigner et entretenir la beauté de leur expression.

Pendant le jour, on doit choisir l'appartement le mieux éclairé, quand on est sédentaire et que l'on fait usage forcé de sa vue.

Autant que faire se peut, on doit rechercher pour l'usage habituel les couleurs d'une teinte moyenne et tendre ; le brun, le gris, mais surtout le vert sont réputés justement couleurs amies des yeux.

Les rayons qui forment la couleur du feu sont ceux qui ont le plus de force, aussi est-elle la plus brillante, mais bientôt elle fatigue la vue. Ceux qui forment la couleur verte ont, par leur mouvement modéré, le privilége de pouvoir toujours mettre en mouvement les fibres de l'œil sans jamais les affaiblir ; les couleurs brunes et noires portent l'image de la tristesse, parce qu'elles laissent les yeux dans une espèce d'inaction.

Dans ce travail, on ne doit point exiger de la vue, quelque bonne qu'elle paraisse être, un usage trop assidu ou trop prolongé.

Les hommes de cabinet doivent avoir soin de varier leur position autant que possible; de se tenir tantôt assis, tantôt debout, afin d'éviter le trop grand reflux des humeurs vers la tête.

On doit se préserver le soir de toute forte tension des yeux, près d'une lumière artificielle.

Quiconque peut s'abstenir, pendant les longues soirées d'hiver, de tout ouvrage qui affecte la vue, la conservera longtemps. Mais malheureusement combien de jeunes gens, de même que des pères de famille, qui, se devant tout entiers au bien-être de leur maison, sont obligés de passer une partie des nuits à des ouvrages attachants et au-dessus des forces de leur corps et de leur vue! De telles personnes sont dignes de notre vénération quand elles se plaignent d'une faiblesse d'yeux qui les force d'interrompre leurs utiles travaux !

La fatigue produit aussi cet inconvénient de ce qu'on appelle des yeux *cernés;* le travail trop assidu, le plaisir de la lecture pris immodérément, la fréquentation des spectacles, où l'œil est attaqué par la lumière étincelante du gaz, le jeu passionné, les plaisirs excessifs de l'amour, enfin toute espèce de veille prolongée est funeste à la beauté des yeux.

Mais si la fatigue a de tels dangers, la mollesse a d'autres suites; le long sommeil, qui laisse trop longtemps les organes dans l'inaction, en relâche tellement les ressorts, qu'au réveil les yeux sont rouges et affaiblis.

Il arrive aussi que l'excessive chaleur du lit occasionne une pesanteur de tête qui charge l'œil et finit par y laisser un gonflement désagréable.

Avant de se coucher, il est important de se laver les yeux, pour débarrasser les paupières de la poussière qui aurait pu s'y attacher pendant le jour; l'eau froide la plus pure est toujours la meilleure, l'eau chaude rend les yeux rouges et larmoyants.

Ces lotions, employées avec régularité, fortifient les muscles et reposent des fatigues de la journée.

L'usage d'abaisser son fichu de nuit presque sur les yeux, pendant le sommeil, est très-salutaire à la vue, surtout pour les yeux à fleur de tête dont les globes saillants sont quelquefois frappés de froid pendant la nuit.

EMBELLISSEMENT DES YEUX.

37. Secret pour fortifier la vue.

On fait dissoudre dans eau de rivière 1,2 litre.
Sulfate de zinc (couperose blanche). 30 cent.
Racine d'iris de Florence, en poudre. 1 gramme 55 cent.

On bouche la bouteille, que l'on met dans un endroit frais.

La préparation se trouve achevée après 24 heures, on la passe à travers la soie; on l'emploie en ouvrant l'œil fatigué dans un petit bassin à baigner l'œil ou dans une cuiller à bouche remplie de cette eau.

38. Secret pour DÉCERNER les yeux, c'est-à-dire faire disparaître ce qu'on appelle DES YEUX CERNÉS.

Eau distillée l'été et neige pure l'hiver.. 1 kilog.
Sommités de romarin............... 30 grammes.

On laisse macérer 8 jours et l'on passe; on ajoute ensuite :

Eau de roses...................... 30 grammes.
Eau-de-vie........................ 30 —

Cette eau balsamique a la propriété de ranimer les yeux abattus par les longues veilles, de faire disparaître le cerne, ou du moins de l'atténuer beaucoup, et d'effacer les rougeurs que laissent quelquefois sur le teint les fatigues de la danse.

39. Secret pour fortifier la vue, et calmer l'inflammation des yeux fatigués.

Fleurs de bluet avec leur calice....... 60 grammes.

On les broie et on les fait macérer pendant 24 heures dans eau 1 litre, puis on fait distiller à un feu de sable modéré.

L'eau de bluet est regardée comme un excellent remède contre l'inflammation des paupières; elle y joint la propriété de fortifier la vue et d'embellir le teint.

Elle est tellement favorable à la vue qu'on l'a surnommée *casse-lunette*, nom qui atteste ses nombreuses victoires.

Même emploi que le n° 37.

40. Secret pour faire paraître les yeux plus grands.

Dans l'Orient, comme les yeux noirs, grands et bien fendus, passaient pour les plus beaux, le désir de plaire, si naturel à toutes les femmes, fit rechercher tous les moyens d'étendre la paupière, ou plutôt de faire paraître l'œil plus grand.

L'antimoine préparé parut propre à remplir ce but. Bientôt les femmes employèrent ce moyen et se dessinèrent le tour de l'œil avec une aiguille trempée dans du fard noir.

On prend un pinceau fin ou une aiguille à cheveux dont la pointe soit arrondie, et que l'on trempe dans du sulfure d'antimoine ou noir d'Égypte, et l'on noircit légèrement le bord de la paupière, en descendant jusqu'à l'angle de l'œil où l'on trace une ligne d'environ trois à quatre millimètres, et l'œil paraîtra grand, ouvert, et fendu en amande.

XIII

Des Cils.

Les cils qui garnissent nos paupières empêchent les corps étrangers, les petits insectes ailés et la poussière de pénétrer dans l'intérieur. C'est à prévenir ce danger que semblent destinés les mouvements rapides des paupières à l'approche du moindre objet.

De beaux cils ont été regardés de tout temps comme complément nécessaire de la beauté des yeux.

Les paupières viennent compléter cette partie de la physionomie humaine : mourantes ou pleines de langueur, elles obéissent aux impulsions de la timidité, de la modestie et de la pudeur. Leurs mouvements doux et faciles ajoutent un charme indicible à l'expression du regard.

PHYSIOGNOMONIE DES CILS. — Les cils longs et soyeux sont un signe de douceur, quelquefois de mollesse. — Les cils droits et même un peu relevés en dessus annoncent un caractère énergique, une volonté ferme.

HYGIÈNE DES CILS. Tous les matins, en se lavant les yeux, il faut détacher légèrement la matière cireuse qu'ils sécrètent pendant le sommeil.

EMBELLISSEMENT DES CILS.

41. Secrets pour faire venir les cils longs et soyeux.

On coupe une partie de leur extrémité à toutes les nouvelles lunes, et on bassine les paupières avec l'eau de Bluet, puis on les oint pour la nuit avec de la pommade Dupuytren.

Quand un cil est mal planté, qu'il rentre dans l'œil ou s'écarte de l'alignement convenable, il faut le faire couper le plus près possible de la paupière, jusqu'à ce qu'il repousse dans la même direction que les autres.

Il n'y a aucun moyen pour teindre les cils; ils sont trop près du globe de l'œil pour les toucher, quelque légèrement que ce puisse être, avec le mordant même le plus léger.

XIV

Des Oreilles.

Merveilleux organe de l'ouïe, celui des sens qui, après les yeux, influe le plus sur les rapports des hommes entre eux; celui qui veille à la conservation du corps d'une manière spéciale pendant les ténèbres, en faisant connaître l'existence des objets dont la rencontre pourrait être nuisible.

L'oreille est le chemin du cœur, a dit madame Deshoulières. Serait-ce par un instinct secret de cette vérité que de tous les temps les femmes se sont plu à décorer avec plus de soin que tout le reste cette partie de leurs charmes?

Racine fait dire au prêtre Mathan :

J'approchai par degré de l'oreille des rois.

C'est comme s'il eût dit : A l'aide de la flatterie on s'empare de leur cœur.

PHYSIOGNOMONIE DES OREILLES. — Les oreilles naturellement rouges annoncent un tempérament sensuel.

— Pâles, elles indiquent l'audace et le dédain.

— Les oreilles détachées de la tête indiquent un caractère doux, docile et franc.

— Les oreilles minces, collées contre le crâne, sont l'indice d'un esprit opiniâtre, indépendant et d'un naturel peu sociable.

— Les oreilles très-grosses dénotent peu d'intelligence.

— Sans rebords, elles caractérisent la bêtise.

— Les contours serpentés formant l'enfoncement sont le signe de la bonhomie.

— Toute oreille bien dessinée dans toutes ses parties est l'indice d'une riche organisation.

HYGIÈNE DES OREILLES. La singulière conformation de l'oreille la rend susceptible plus qu'aucune autre partie de s'encombrer de poussière et de malpropreté, et quelque bien tenu qu'on soit partout ailleurs, si l'on néglige ce lieu, presque toujours découvert, on donne une idée défavorable des soins qu'on prend des parties du corps que les vêtements dérobent à la vue.

D'un autre côté, la moiteur insensible de l'oreille se volatilise plus lentement et plus difficilement que partout ailleurs, attendu que l'air a moins de facilité pour en accélérer le cours; et pour peu qu'il y ait de poussière, elle s'encombre avec cette moiteur, ainsi que la matière qui se forme dans le conduit auditif, et forme alors une crasse repoussante, d'une odeur fétide, capable d'éloigner même de la personne la plus belle et la plus distinguée.

Il faut donc, chaque matin, laver le pavillon de l'oreille, avec un linge blanc, légèrement frotté de savon de toilette ou d'eau de benjoin.

Deux fois par semaine enlever l'espèce de cire nommée *cérumen*, qui se forme dans l'intérieur; et encore, il ne faut pas que cette dernière opération soit trop complète; il serait dangereux d'enlever trop soigneusement cet enduit destiné à lubrifier le conduit de l'oreille. La nature s'est proposé un but : le *cérumen* oppose un rempart aux insectes, aux sons trop éclatants, et aux vapeurs impures répandues dans l'atmosphère.

Les meilleurs cure-oreilles sont ceux d'ivoire, de nacre, d'écaille, mais polis avec soin; et ceux faits avec de la racine de guimauve fraîche, découpée et façonnée avec un canif, conviennent encore mieux, parce qu'ils fléchissent dans le conduit auditif, au lieu de l'écorcher lorsqu'on y trouve de la résistance.

Il est essentiel, lorsqu'on se coiffe de nuit, de s'arranger de sorte que l'oreille ne soit pas trop serrée sous le mouchoir ou le bonnet dont on se couvre la tête; autrement on se déforme l'oreille, on y occasionne des froissures qui dégénèrent quelquefois en plaies, aussi désagréables à voir que longues et difficiles à guérir.

EMBELLISSEMENT DES OREILLES.

42. Secret pour augmenter la finesse de l'ouïe et guérir certains cas de surdité.

Quand par négligence on a laissé accumuler et durcir une partie du cérumen au fond du conduit auditif, il produit une véritable surdité; c'est celle qui est l'objet de notre secret.

Un médecin, pour avoir deviné cette cause dans plusieurs occasions, s'est acquis la réputation de guérir la surdité.

Il choisit un moment où le soleil brille d'un vif éclat; il place l'oreille de manière que les rayons puissent pénétrer jusqu'au fond du conduit auditif, et il aperçoit la membrane du tympan, ou l'enduit de cérumen endurci qui en détruit l'élasticité.

Dans ce dernier cas, par des injections d'eau tiède, dans laquelle il jette quelques gouttes d'eau-de-vie, il détrempe et ramollit cette espèce de mastic résineux, et avec un cure-oreille il parvient à l'enlever.

XV

Du Nez.

« Je regarde, dit Lavater, cette partie comme la *re-*
» *tombée* du cerveau. Ceux qui connaissent un peu la
» théorie de l'architecture gothique saisiront aisément ma
» comparaison. C'est sur le nez que repose la voûte du
» front, dont le poids écraserait sans cela impitoyablement
» et les joues et la bouche.

» Un beau nez ne s'associe jamais avec un visage dif-
» forme. On peut être laid et avoir de beaux yeux, mais un
» nez régulier exige une heureuse analogie des autres traits.
» Aussi voit-on mille beaux yeux contre un seul nez par-
» fait en beauté; et là où il se trouve il suppose toujours
» un caractère excellent et distingué. »

Le nez contribue, par quelques-uns de ses mouvements, à faire connaître ceux de l'âme, dont l'expression appartient à la physionomie.

Le nez se meut et se fronce dans le sentiment d'horreur ou de vive répugnance que nous pouvons ressentir, et il prend une grande part à l'expression particulière du dédain et du mépris, par l'élévation de ses ailes, qui s'unit alors avec celle de la lèvre supérieure.

Le nez s'amincit, se resserre dans l'étonnement et dans la crainte, et il s'allonge véritablement alors avec la plupart des traits du visage, de sorte que l'expression populaire, *avoir un pied de nez,* qu'on applique, comme on sait, aux gens *désappointés,* surpris ou stupéfaits, trouve en quelque sorte sa justification dans le changement réel et sensible qu'offre alors cette partie.

On place encore l'expression de la colère dans le nez; notre locution familière et métaphorique : *se sentir monter la moutarde au nez*, qu'on applique à une disposition soudaine à l'emportement, n'indique-t-elle pas la part réelle que cette partie prend alors à la manifestation qui nous agite?

PHYSIOGNOMONIE DU NEZ. — Un nez long et délicat annonce d'ordinaire de l'esprit et de la finesse dans les idées. L'expression *avoir le nez fin*, employée métaphoriquement pour donner une idée du tact et de la pénétration de quelques personnes, semble reposer sur un fait matériel d'observation.

— Un nez grand se rencontre chez l'homme de bien et chez l'homme à tempérament solide.

— Un nez grand et aquilin indique un jugement sain, un caractère ferme.

— Un nez long et en éteignoir est l'indice d'un esprit lent, d'une imagination faible, d'une organisation matérielle, d'un caractère satirique.

— Le nez en bec de perroquet dénote la volonté, le courage et l'opiniâtreté. Un nez trop fortement recourbé peut encore indiquer un esprit entreprenant.

— Des nez se courbant en haut de la racine conviennent à des caractères impérieux, appelés à commander, à opérer de grandes choses, fermes dans leurs projets, et ardents à les poursuivre.

— Un nez dont l'épine est large, qu'elle soit droite ou courbée, révèle toujours des facultés supérieures.

— Le nez relevé indique la hauteur et la fierté.

— Un nez court, épais et charnu, est l'indice du manque d'esprit et d'idées communes.

— Le nez épaté, à narines ouvertes, appartient à la luxure.

— Un gros nez dénote un esprit lourd et pesant.

— Un nez petit et retroussé indique un esprit moqueur, curieux, inconstant et frivole.

— Des nez sans caractère distinct se produisent chez des hommes sensés et bons, mais peu remarquables.

— La narine petite est le signe certain d'un esprit timide, incapable de hasarder la moindre entreprise.

— Les narines longues annoncent un caractère entreprenant et souvent téméraire.

— Lorsque les ailes du nez sont bien dégagées et bien mobiles, elles dénotent une exquise délicatesse de sentiment qui peut dégénérer aisément en sensualité et en volupté.

HYGIÈNE DU NEZ. — Il faut s'habituer à respirer de l'eau fraîche le matin. Cette coutume, outre l'avantage qu'elle a en nettoyant les narines des mucosités séchées pendant la nuit, a celui de prévenir toute mauvaise odeur de cette partie, de prévenir les rhumes de cerveau, de rendre la voix claire et de fortifier le cerveau.

On doit en tout temps s'abstenir d'émonctions violentes et forcées, dont l'effet pourrait être de décoller, d'arracher, de plisser en quelque point des fosses nasales la membrane muqueuse.

Les personnes sujettes au rhume de cerveau doivent plus que les autres éviter cette manière vicieuse de se moucher. A quoi sert d'ailleurs de faire tant de bruit en se mouchant, et de transformer son nez en une trompette éclatante ? Les anciens étaient portés à se méfier de ceux qui se mouchaient ainsi : ils les croyaient arrogants, astucieux et rusés.

Le mouchoir de soie et de coton doit être rejeté ; l'un et l'autre irritent la sensibilité du nez ; par leur action échauffante et siccative, ils y font venir des cuissons, des rougeurs et des boutons. L'usage des mouchoirs de toile doit seul être adopté.

Il faut éviter, surtout quand on est enrhumé du cerveau, de se servir d'un mouchoir humide des sécrétions précédentes.

Les narines chevelues sont du plus désagréable effet, surtout pour une femme. Cependant, comme on ne peut les dépiler, attendu que les parois des narines sont trop délicates pour supporter le moindre mordant, il est facile de se débarrasser des poils à mesure qu'ils croissent, en les arrachant un à un avec une petite pince de toilette.

Si on les arrachait tous le même jour, cette opération deviendrait dangereuse, puisqu'elle peut attirer l'âcreté du sang dans cette partie et y faire venir des boutons et des croûtes.

En n'en arrachant qu'un seul chaque jour, de chaque côté, on en est quitte pour une légère cuisson de quelques secondes, et l'on n'a aucun accident à redouter.

Les individus qui abusent du tabac, et qui pour cela se mouchent à chaque instant, finissent par avoir le nez très-gros, allongé et penché à droite ou à gauche, selon la main dont ils se mouchent.

Le dedans des narines de la plupart des priseurs s'excorie, et la colonne de leur nez s'ulcère et se gerce tellement qu'ils ne peuvent plus se moucher qu'avec douleur, et qu'on ne vient à bout de les guérir qu'autant qu'ils ont la force de renoncer pour quelque temps à leur funeste habitude.

Chaque année on voit entrer dans les hôpitaux une foule de ces preneurs insatiables de tabac, et qui viennent s'y faire traiter d'érysipèle pustuleux du nez et de la face, de fissures ulcéreuses profondes aux ailes et à la cloison du nez qui en sont rongées et en partie détruites!

Rien n'est plus désagréable que de rencontrer chez une femme le défaut dont il s'agit. L'usage même modéré du tabac ne lui sied nullement; et pour ne parler que des mouchoirs, peut-on, sans dégoût, voir sur les siens ces taches immondes qu'y imprime la poudre dont elle se farcit un nez que la nature s'était peut-être plu à former, et qui maintenant élargi, épaté à force d'être rempli et mouché, semble être devenu étranger à la face qu'il était chargé d'embellir?

Heureusement que la jeune femme ne pouvant plus, en société et en public, avoir un mouchoir pour se moucher, se garde bien de se laisser tenter à la vue d'une tabatière, et qu'elle fait à la mode des sacrifices que lui demanderait peut-être inutilement la raison.

EMBELLISSEMENT DU NEZ.

43. Secret pour faire disparaître les rougeurs du nez.

Les rougeurs du nez, lorsqu'elles sont très-prononcées, tiennent presque toujours à des causes dont un habile médecin doit seul suivre le traitement.

Il est très-important de ne point faire répercuter l'âcreté qui les produit, et il faut suivre un régime doux et tempérant.

Lorsqu'elles résistent aux efforts du médecin, qu'elles ne proviennent pas d'un vice intérieur ou qu'elles sont peu importantes, on les bassine fréquemment avec de l'eau n° 8, ou de l'eau de lis, ou de l'eau de teinture de benjoin.

On appliquera des compresses d'une de ces eaux pour la nuit. Au besoin, on alternera ces eaux entre elles.

Ces lotions régulièrement suivies, sans faire rentrer complétement les rougeurs, les adoucissent, tempèrent leur âcreté et finissent souvent par en triompher complétement.

44. Secret pour augmenter la finesse de l'odorat, le fortifier, et le rappeler quand il est éteint.

La menthe respirée souvent a la propriété de rendre l'odorat plus sensible, de le fortifier en le ranimant, d'anéantir la paresse ou l'atonie des organes, et rappelle souvent l'odorat chez les personnes chez qui ce sens est éteint ou corrompu, comme chez les vieillards.

45. Secret pour diminuer un nez d'une grosseur excessive.

On a remarqué que les personnes qui portaient habituellement des lunettes ou des besicles avaient le nez petit, moyen et quelquefois chétif. D'après ces observations, si l'on établissait une compression quelconque sur l'artère dorsale du nez, nul doute que cette pratique, continuée régulièrement toutes les nuits, n'ait pour résultat d'arrêter le développement exagéré du nez.

46. Secret pour élargir les narines trop étroites ou inégales.

Cela peut convenir surtout lorsqu'une narine est plus petite que l'autre.

On forme une petite boulette avec une matière spongieuse comme l'éponge; on l'introduit dans la narine; l'humidité la gonfle et opère une dilatation sensible; à mesure que la dilatation progresse, on augmente la grosseur de la boulette.

47. Secret pour faire disparaître les points noirs ou bulbeux qui viennent sur le nez.

(Même que le n° 12.)

48. Secret pour redresser un nez inclinant trop à droite ou à gauche.

S'il incline à droite, il faut ne se moucher que de la main gauche ; s'il incline à gauche, ne se moucher que de la main droite.

XVI

Des Lèvres.

Quoi de plus enchanteur que cette partie de la figure humaine ? C'est là que la nature s'est plu à placer les teintes du plus vif incarnat ; c'est autour de cet arc de rose que se jouent la gaieté, le caprice, la bouderie, l'enjouement et le fin sourire.

Peu de parties du visage concourent autant que les lèvres à l'expression de la physionomie.

Les passions influent singulièrement sur la forme des lèvres. La colère les pâlit, l'indignation les gonfle, le dépit les comprime, tandis que la bonté les arrondit.

PHYSIOGNOMONIE DES LÈVRES. — Deux lèvres fortement arquées, et décrivant en haut une concavité et une ligne courbe en bas, caractérisent l'esprit malicieux et la gaieté.

— Une disposition opposée, c'est-à-dire la convexité de la courbure, dont les lèvres sont minces et où la supérieure paraît à peine et ne laisse pas voir l'inférieure, exprime la méchanceté froide, l'insensibilité, un caractère faux, la prétention, le mépris et la malice.

— Les lèvres épaisses, dont la supérieure déborde, indiquent, outre la bonté, un caractère lent et paresseux.

— Des lèvres charnues ont toujours à combattre la sensualité et la paresse, et annoncent la franchise.

— Une lèvre inférieure qui se creuse au milieu peint un esprit enjoué; si elle dépasse la supérieure, le caractère est irritable et le penchant à la luxure très-grand. Quand cette dernière espèce de lèvre est très-charnue et d'une coupe rebutante, elle dénote un défaut complet d'intelligence, de délicatesse et de probité.

— La lèvre supérieure débordant un peu est la marque distinctive de la bonté.

— La lèvre inférieure qui avance est plutôt le signe d'une froide et sincère bonhomie que d'une vive tendresse.

— Si les deux lèvres sont bien closes, elles révèlent le courage et la fermeté.

— Les lèvres minces dénotent souvent une nature avare.

— Que les lèvres soient fermes, qu'elles soient molles et mobiles, le caractère est toujours d'une trempe analogue.

— Les lèvres vermeilles et fraîches annoncent un corps pur; les lèvres pâles, flétries, sont un symptôme de pauvre santé, de débilité générale, et chez beaucoup de femmes elles indiquent l'atonie, la flaccidité des organes sexuels. Des lèvres pleines et vermeilles sont, au contraire, un indice de fermeté et de fraîcheur de ces organes.

HYGIÈNE DES LÈVRES. — Les beautés de l'Orient, dont toute l'occupation dans les harems se borne à imaginer les moyens d'augmenter leurs attraits, mordent dans des citrons pour blanchir leurs dents, parfumer leur haleine et rendre leurs lèvres vermeilles.

Sans doute que la différence de climat et la vie sédentaire de ces femmes entrent pour beaucoup dans le résultat de cette coutume; mais les femmes de nos contrées qui, dans l'espoir de se rendre les lèvres plus vermeilles, font usage de vinaigres et d'acides cosmétiques, s'exposent au danger de dessécher la peau et d'altérer la forme et l'éclat de ces charmes délicats.

Il est important de s'abstenir avec soin de les mouiller avec sa salive, en y passant continuellement la langue, dans le but de les rendre plus vermeilles et de leur rendre passagèrement leur éclat primitif; cette coutume parvient à les ternir, à les décolorer et les faire gercer.

Mais rien n'est plus dangereux que de les mordre, comme plusieurs personnes en ont l'habitude, et d'en arracher avec les dents les légères pellicules qui s'en détachent. Par suite de cette funeste habitude, que de lèvres de quinze ans se décolorent, se flétrissent et se couvrent même de pustules envenimées que l'art ne parvient pas toujours à guérir !

EMBELLISSEMENT DES LÈVRES.

49. Secret pour prévenir les gerçures des lèvres.

Il ne faut que les couvrir de pommade de concombre, le soir en se couchant.

50. Secret pour colorer les lèvres et les rendre fraîches et vermeilles.

Cire blanche...............	15	grammes.
Huile d'olive..............	15	—
Écorce d'orcanette concassée, mise dans un nouet......	2	—

Après une heure d'infusion au bain-marie, on passe avec expression, on laisse refroidir et on ajoute : Essence de roses, 3 gouttes.

Puis on coule la composition dans une petite boîte ronde en ébène ou en buis.

En couvrant les lèvres de cette pommade, elle les rend

roses et fraîches, leur rend la souplesse que le hâle et les gerçures leur auraient fait perdre; au lieu de les laisser pâles après, comme les vinaigres composés et les préparations usitées, elle leur donne du ton et provoque le retour de leur couleur naturelle, adoucit et égalise le tissu des lèvres.

51. Secret pour favoriser l'épanouissement des lèvres minces et pincées.

Quand on a les lèvres trop peu développées ou trop pincées, il faut se bien garder de tenir la bouche hermétiquement fermée et de contracter les lèvres; on doit conséquemment conserver toujours la bouche entr'ouverte, observer un demi-sourire et s'épanouir les lèvres le plus possible.

Outre ces soins de tenue, on peut favoriser leur développement naturel à l'aide de la pommade dilatante suivante :

Pommade de concombre.... 30 grammes.

On fait fondre au bain-marie et on exprime dedans 1 gramme d'orcanette concassée, mise préalablement dans un nouet et ayant trempé dans de l'eau tiède pendant deux heures.

L'application de cette crème bienfaisante dilate la peau douce et flexible des lèvres, favorise leur épanouissement et leur donne un vif éclat.

52. Secret pour corriger l'excessif développement des lèvres grosses et débordées.

Lorsqu'on a les lèvres trop grosses ou trop développées dans les lieux où elles doivent être effilées, il est préférable de tenir le plus possible la bouche fermée plutôt qu'entr'ouverte, et les lèvres contractées plutôt que dans leur abandon naturel.

Cold-cream, n° 5........... 30 grammes.

On fait fondre au bain-marie et on ajoute 1 gramme de tanin pulvérisé, on colore avec 1 gramme d'orcanette concassée que l'on met dans un nouet de linge et que l'on plonge dans le cold-cream en le prenant avec une spatule.

Cette préparation resserre le tissu des lèvres, leur fait recouvrer toutes leurs grâces, et les retient dans les bornes d'une charmante proportion.

53. Secret pour redresser les lèvres de travers.

Les personnes qui ont les lèvres de travers peuvent déguiser ce défaut en adoptant l'habitude de tenir la bouche de telle sorte que le côté trop bas se trouve relevé à la hauteur de l'autre.

54. Secret pour corriger l'irrégularité de la bouche.

Lorsqu'on a un côté de la bouche plus fendu que l'autre, il faut prendre l'habitude de tirer les traits du côté le plus court, afin d'établir la symétrie parfaite ; ce qui est extrêmement facile, attendu la grande mobilité, la souplesse et l'élasticité des lèvres.

XVII

Des Dents.

Les dents sont le plus bel ornement de la figure humaine : leur régularité, leur blancheur constituent cet ornement ; ces qualités flattent nos regards et ajoutent de nouveaux agréments à la beauté des traits du visage.

La bouche est-elle irrégulière dans sa forme ? De belles dents dissimulent cette erreur de conformation, et souvent même le prestige qui résulte d'une denture parfaite est tel qu'il nous semble que cette bouche ne serait pas si bien si elle était autrement.

Voyez-vous rire une femme dont la bouche très-fendue laisse voir trente-deux perles éblouissantes, vous ne serez pas tenté de remarquer l'étendue du diamètre de sa bouche ; toute votre attention se portera sur la beauté de ses dents, et sur la grâce d'un sourire qui vous les montre avec complaisance.

Cette parure naturelle sied également aux deux sexes ; elle se fait remarquer dans les hommes et répand une sorte d'amabilité sur leur figure, en adoucissant leurs traits : ceux du noir africain cessent d'effrayer la beauté timide, lorsqu'il lui montre ses dents éclatantes de blancheur.

Mais c'est surtout aux femmes que les belles dents sont nécessaires, puisqu'il est de leur destinée de commencer par plaire aux yeux avant de toucher notre âme, de captiver et enfin d'asservir notre cœur !

Ce qui justifie la prééminence qu'on attribue aux dents sur tous les autres attraits de la figure, c'est l'influence qu'elles exercent sur la beauté : qu'une femme ait de beaux yeux, une jolie bouche, un joli nez, un beau front, de beaux cheveux et un teint charmant, mais qu'elle ait de vilaines dents, des dents noircies par la carie, une denture tronquée, des dents couvertes d'un tartre épais, d'un enduit limoneux, on a de la peine à s'accoutumer à la trouver jolie dès qu'elle ouvre la bouche; elle-même, instruite des fâcheux effets de son sourire, se contraint, devient grimacière, pour cacher l'outrage que la maladie a fait à ses dents.

Au contraire, si elle a un gros nez ou de petits yeux, si même elle est laide, pourvu que ses dents soient régulièrement implantées, qu'elles soient blanches, que surtout elle les possède toutes, ou du moins toutes celles qui se voient, c'est-à-dire les incisives, les canines et les premières molaires de chaque côté; à moins que cette femme soit affreuse, sa figure paraîtra agréable aussitôt qu'un sourire illuminera son visage, et on entendra murmurer autour d'elle ces mots consolateurs pour sa vanité : *Elle a de belles dents.*

Lorsque la nature, avare de ses dons, ne les aura point répandus sur les dents, que celles-ci seront d'une forme défectueuse, d'une couleur terne, il faudra que les soins, qu'une excessive propreté suppléent aux imperfections, et dissimulent les défauts; dans ce cas, au moins, si les dents ne flattent point nos regards, elles ne les affectent pas désagréablement.

Si c'est la maladie qui altère la beauté ou l'intégrité des dents, la main de l'art, secondée de soins habituels, parviendra, grâce à un heureux artifice, à faire disparaître ces inconvénients par lesquels les yeux seraient incessamment blessés.

PHYSIOGNOMONIE DES DENTS. — De longues dents sont un indice de faiblesse et de timidité.

— Les dents blanches, aiguës, un peu écartées, sont la marque d'une colère froide et raisonnée.

— Les dents petites et courtes sont l'attribut de la force physique.

— Les dents larges et serrées sont le pronostic d'une longue vie.

— Les dents blanches, bien entretenues, sont toujours l'indice d'un esprit soigneux, ami de l'ordre et de la propreté.

— Lorsque le mauvais état des dents est le résultat de la malpropreté, pure négligence ou paresse, il trahit de mauvais sentiments et indique des habitudes de désordre qui font mal préjuger de la personne.

HYGIÈNE DES DENTS.— La propreté des dents est pour l'œil ce que la pureté de l'haleine est pour l'odorat.

Les dents malpropres sont non-seulement d'un aspect repoussant, mais encore elles répandent une exhalaison infecte, capable de causer le plus grand dégoût.

Car, il ne faut point se le dissimuler, la fétidité de l'haleine vient presque toujours de la malpropreté des dents, bien qu'on l'attribue ordinairement à l'estomac; ces causes peuvent exister sans doute, mais rarement, et la médecine seule peut les apprécier, au lieu que la plus simple réflexion démontre qu'il est impossible que des dents malpropres n'aient pas une mauvaise odeur.

Quand quelques particules d'aliments, et surtout de viande, se sont logées dans l'intervalle, n'ont-elles pas une odeur infecte quand on les en retire le lendemain? et lorsqu'elles demeurent constamment, que d'autres s'accumulent sans cesse, la fétidité de la bouche ne peut tenir à un autre motif.

En négligeant ses dents, la malpropreté les embarrasse, les détériore, les encroûte de tartre, les gâte, les jaunit et les dispose à la carie; de plus, on articule mal, on rit avec contrainte, et l'on se prépare les plus intolérables douleurs.

L'âcreté du sang, les maladies, les excès, les fatigues, les aliments trop froids ou trop chauds, particulièrement lorsqu'ils succèdent subitement aux autres, les gâtent et les jaunissent.

Tous ces accidents ont une action puissante sur les gencives, qu'ils rongent et corrodent; c'est alors qu'elles perdent leur fraîcheur, leur régularité, leur éclat, leur pureté, et qu'elles cessent d'être assez fortes pour retenir les dents dans leurs alvéoles.

La propreté est donc le plus grand spécifique contre l'altération des dents. Le premier de tous les soins journaliers qu'exige leur conservation, c'est de se rincer la bouche avec de l'eau pure, le matin, en sortant du lit.

L'eau pure suffit ordinairement à cet effet, quand la bouche est dans un état de santé parfaite ; mais les personnes dont l'haleine serait forte, ou qui auraient les gencives blafardes et molles, feront bien d'y ajouter quelques gouttes d'élixir de Leroy ou d'eau de Botot, ou plus simplement d'eau-de-vie.

Ensuite, avec une brosse douce, trempée dans de l'eau pure ou aromatisée avec une eau dentifrice, on frotte les dents dans le sens de leur longueur, afin de bien enlever tout le limon autour du petit arc que forment les gencives au-dessous des dents, et en ménageant cet arc délicat.

On se rince de nouveau la bouche, et alternativement, avec une brosse et une éponge fixée sur un manche, on frotte les gencives, les dents en dessus, à l'intérieur des deux mâchoires, surtout en dessous, dans le devant de la mâchoire inférieure, où le tartre forme à la longue des espèces d'arcs-boutants ; il faut aussi frotter la mâchoire supérieure, et enfin la langue et le palais, en se rinçant la bouche à plusieurs reprises.

L'excellente habitude de se laver et de frotter chaque

jour les dents avec l'eau aromatisée n'est pas encore suffisante pour les dégager de tout limon tartareux, et conserver la pureté de l'émail.

Tous les trois jours il faut employer une poudre dentifrice. Après s'être lavé la bouche et les dents comme d'habitude, on prend alternativement une brosse douce et une éponge fixée sur un manche ; après les avoir un peu humectées on fait toucher la poudre, et on frotte les dents dans leur longueur d'abord et ensuite en travers, mais plus en dehors qu'en dedans, où elles sont moins susceptibles de retenir des matières étrangères et de se couvrir de tartre ; après on se rince la bouche à plusieurs reprises pour enlever le limon que la poudre dentifrice aura détaché des dents. On peut se servir à cet effet d'une eau tiède pure, mais il est préférable d'aromatiser cette eau avec un des élixirs désignés plus loin.

On doit observer de tenir très-propre l'éponge et la brosse à dents, de manière qu'après avoir été lavées, elles ne puissent donner aucune teinte à l'eau claire.

Chaque fois qu'on cesse de manger, il est indispensable de se servir d'un cure-dents pour enlever les particules alimentaires qui se sont insinuées entre les dents, et dont le séjour favorise la formation du tartre, infecte l'haleine et prédispose à la carie. Si quelque carie actuelle ou arrêtée a laissé des trous à une dent, on doit bien plus veiller à ce que rien ne demeure dans le vide.

Les meilleurs cure-dents sont ceux de plume d'une grosseur moyenne et un peu opaque, dont on doit faire le plus fréquent usage; car il n'est pas d'agents plus corrosifs, plus nuisibles aux dents que les aliments qui, introduits dans l'interstice des gencives, s'y corrompent bientôt et acquièrent ainsi une acide activité pestilentielle et surtout destructive. Les meilleurs dentistes ont eu si souvent l'occasion de faire cette observation, qu'ils en concluent et certifient qu'une grande partie des maladies internes ensemble ne détruisent pas autant de dents que la négligence et la malpropreté en détruisent en six mois.

Nous ne saurions trop recommander d'éviter l'emploi des épingles, des aiguilles, le bout d'un poinçon ou d'un couteau, ou la pointe d'un cure-dents. Tout le monde le sait ; mais ce que presque tout le monde oublie, c'est que par là on détruit la grâce et la fraîcheur des gencives, en aplatissant la petite pointe conique dont elles entourent la base des dents, et que par conséquent, on ébranle celles-ci : on oublie également que l'épingle peut enlever une partie de l'émail, ouvrir ainsi la porte au supplice de la carie, ou déposer des particules délétères de vert-de-gris.

On doit ensuite se rincer la bouche toutes les fois que l'on vient de manger, afin de débarrasser les dents du sédiment que les aliments broyés y déposent.

Pour cela, il ne suffit pas d'introduire de l'eau dans la bouche et de la rejeter aussitôt ; il faut passer et repasser la langue dessus et dessous les deux mâchoires, rejeter ensuite l'eau, puis en reprendre de nouveau et la rejeter tout de suite sans faire agir la langue cette fois.

C'est une excellente habitude de se rincer la bouche le soir en se couchant : les particules visqueuses des aliments étant ainsi successivement enlevées, on n'a presque pas besoin de se servir de la brosse, et encore moins d'avoir recours au dentiste, dont le davier, dans une main inhabile, peut *écailler les dents, blesser les gencives,* les ébranler et en effleurer l'émail.

Le broiement de la nourriture est encore moins nécessaire à l'entretien de la vie qu'à la conservation des dents ; car, à la rigueur, on pourrait vivre en ne prenant que des aliments liquides, tandis que sans la mastication on aurait des dents affreuses, qui tomberaient avant le temps, quelque soin qu'on eût de les nettoyer.

L'action de broyer la nourriture est pour les dents une

opération aussi nécessaire que l'exercice et le mouvement le sont pour toute l'économie du corps. Il faut donc, lorsqu'on se nourrit, se servir de toutes les dents tour à tour, au lieu de se borner à n'occuper qu'un seul côté; alors les gencives et les amygdales se dégorgent, les dents se raniment, se fortifient, et tandis que le frottement des substances les nettoie, l'exercice les ranime et leur donne un éclat qu'elles perdraient sans lui.

L'habitude de casser des noyaux de fruits, des noisettes, des noix, etc., avec les dents, expose au malheur de les rompre ou au danger de les ébranler.

On doit également condamner l'habitude pernicieuse de couper des brins de fil avec ses dents.

Pour conserver toutes ses dents saines et fortes, on ne doit jamais manger trop chaud, et surtout ne jamais boire froid subitement après avoir mangé chaud : il n'est rien de si contraire aux dents.

Dans le Nord, où l'on prend beaucoup de thé ou de café, les jeunes personnes n'ont plus de dents à vingt ans. En Espagne, c'est de même : on ne peut l'attribuer qu'au chocolat qu'on prend bouillant, et sur-le-champ de l'eau à la glace ; il est très-facile de concevoir que ce fatal contraste ne peut être que funeste. Bien des personnes se sont malheureusement fait une loi d'un vieil adage : *Prendre un verre de vin après la soupe, c'est prendre un écu dans la bourse de son médecin.* Un dentiste spirituel disait avec raison que : *C'était mettre six francs dans celle de son dentiste.*

En cas de maladie, il faut absolument maintenir la bouche dans un état de minutieuse propreté. C'est le moyen de se débarrasser de cette épaisseur de la langue, de ce goût pâteux, fétide, sanguinolent, dont se plaignent sans cesse les malades.

Dès que l'on aura pris une médecine, un vomitif, un médicament quelconque, il faut se rincer promptement la bouche, non-seulement pour se délivrer du mauvais goût, mais aussi pour préserver les dents.

Dès qu'on aura vomi, il est essentiel de bien dégager les dents des matières acides et visqueuses qui demeurent dans la bouche; se rincer en ce cas plusieurs fois la bouche avec de l'eau tiède aromatisée est une urgente précaution, surtout pour les femmes enceintes qui achètent le bonheur d'être mères par des vomissements continuels.

Dans les beaux jours du printemps, encore plus dans ceux de l'été, on aime, lorsqu'on est à la campagne, à se reposer sur le gazon, qui semble y inviter. Mais ce tapis vert, offert par la nature, est souvent pernicieux, surtout lorsqu'on est en sueur.

Il est donc nécessaire de l'éviter, parce que l'humidité, dont on ne s'aperçoit que lorsqu'on se lève, donne ordinairement de fortes douleurs de mâchoire qui, pendant quelques jours, empêchent de mâcher les aliments les plus faciles à broyer. Il résulte de cette difficulté que les dents se chargent de limon, et comme en raison de leur grande sensibilité on ne peut les nettoyer, plusieurs se carient.

Il est prudent de ne pas non plus se promener, surtout le matin et le soir, près des eaux stagnantes, et de ne pas se tenir longtemps sous les grands arbres, le soir, la tête nue et même trop légèrement vêtu, comme il arrive surtout aux dames dans les belles soirées d'été. Elles doivent aussi préférer les bancs de bois ou les chaises aux bancs de pierre, dont la fraîcheur leur occasionne des maux pires que les douleurs de dents.

Il faut se faire visiter la bouche par un dentiste au moins une fois par an, dans la belle saison ; et pour peu qu'on ait le moindre soupçon qu'une dent soit tachée, il faut sans retard la faire isoler des voisines et la faire décarier. Ce moyen, connu des dentistes habiles, est très-préférable au plomb qui se détache continuellement, rend les dents susceptibles de souffrance à la moindre action de l'air et ne préserve pas toujours de mauvaise odeur.

On emploie maintenant avec succès le mastic minéral de Berhoth et la pâte Lefoulon pour remplir la concavité des dents cariées.

On peut faire aussi limer la partie carriée, si elle se trouve placée au coin de la dent; car il faut prendre tous les moyens avant de consentir à son extraction, même lorsqu'elle ne serait pas visible.

Cependant si la carie augmente, malgré toutes les précautions, il faut extraire la dent, car elle gâterait celles qui l'avoisinent.

Lorsque les dents sont inégales elles gênent la mastication et nuisent au bel effet de l'arcade dentaire; il faut alors les faire, limer transversalement. Cette opération n'a rien de douloureux, et n'ébranle pas la mâchoire, comme on le redoute à tort communément. Tout ce que l'on peut craindre, c'est un léger et passager agacement des dents.

Les dents ont aussi besoin d'être limées longitudinalement, et cela, lorsqu'étant très serrées et en quelque sorte comprimées l'une sur l'autre, elles retiennent le tartre, et les personnes qui les ont dans cet état, sont continuellement obligées de les tourmenter au moyen de corps durs, tels qu'épingles ou aiguilles, pour en extraire les particules alimentaires qui se logent dans leurs interstices ou autres qui, séjournant entre elles, ramollissent à la longue l'émail, et déterminent sur la substance osseuse elle-même une inflammation dont la carie, qui est l'ulcération des os, est la terminaison ordinaire.

Enfin, quand la carie affecte des dents très-rapprochées, on ne s'en aperçoit alors que tard et lorsqu'elle a déjà fait de grands proprès; ce qui n'arrive pas chez les personnes dont les dents sont séparées.

EMBELLISSEMENT DES DENTS.

55. Secret pour préparer l'élixir de gaïac pour se rincer la bouche.

Eau-de-vie de gaïac........	45 grammes.
Eau vulnéraire spiritueuse...	45 —
Huile essentielle de menthe..	1 goutte.

On peut aromatiser cet élixir avec telle autre substance qui plairait mieux, comme l'ambre, la rose, l'œillet, la girofle, etc.

On verse trois ou quatre gouttes de cet élixir dans un demi-verre d'eau. On se sert de cet autre élixir dentifrice :

BAUME DU COMMANDEUR.

Fleurs sèches d'hypéricum..	15 grammes.
Racine d'angélique........	8 —
Alcool à 36 degrés.........	315 —

Après quatre jours de macération, on ajoute :

Baume de tolu	45 grammes.
Benjoin....	45 —

On passe et on exprime.

Cet élixir est renommé pour conserver la bouche en bon état, lorsqu'il est coupé avec de l'eau, et étant employé pur sur du coton, pour calmer les douleurs des dents cariées.

56. Secret pour préparer une poudre dentifrice simple.

Poudre de charbon végétal........	10	grammes.
Sulfate de quinine...............	1	—
Magnésie caustique...............	6	—

On mêle après avoir réduit en poudre fine.

57. Secret pour rendre les dents d'une blancheur éclatante.

POUDRE DENTIFRICE DU DOCTEUR MAURY.

Quinquina rouge................	15	grammes.
Magnésie anglaise..............	62	—
Cochenille.....................	11	—
Alun calciné...................	8	—
Crème de tartre................	125	—
Huile essentielle de menthe anglaise.	5	—
— de cannelle.......	3	—
Esprit d'ambre musqué..........	1	—

On réduit séparément en poudre impalpable les cinq premières substances, on porphyrise ensuite l'alun avec la cochenille, afin d'en avoir la couleur; on ajoute ensuite la crème de tartre et le quinquina. On verse après les essences, dans un autre vase, la magnésie, et quand elles ont été absorbées, on mélange avec la première poudre et l'on passe à un tamis de soie très-fin.

Cette poudre nettoie et blanchit parfaitement les dents sans en altérer l'émail; elle fortifie les gencives, les colore d'un beau rose et donne à la bouche une fraîcheur agréable; on s'en frotte les dents et les gencives avec une brosse douce deux ou trois fois par semaine.

On place la boîte dans un endroit sec.

58. Secret pour préparer un opiat dentifrice.

Charbon lavé et porphyrisé..	30	grammes.
Miel blanc................	30	—
Sucre vanillé en poudre.....	30	—
Quinquina rouge en poudre..	16	—
Essence de menthe.........	4	gouttes.

On fait de tout un opiat qui s'emploie au moment de se coucher; on se frotte les dents et les gencives avec cette pâte, sans se rincer la bouche : ce que l'on fait le lendemain matin avec un mélange composé comme suit :

Eau-de-vie................	30	grammes.
Eau de menthe..	30	—
Chlorure de soude.........	5	—

Cet opiat, ainsi employé, entretient la blancheur des dents cariées ou des gencives malades. Les gencives se raffermissent au bout d'un certain temps.

59. Secret pour guérir promptement les douleurs de dents.

Parmi les douleurs auxquelles les maladies assujettissent l'humanité, il en est peu de plus insupportables que celles qui résultent de certaines maladies des dents; d'autant plus qu'elles ne troublent presque jamais le jeu des autres fonctions, et qu'elles détournent par conséquent de l'idée d'une maladie.

Le premier instinct de la personne qui souffre est de veiller à sa conservation et de se soustraire à la douleur; presque toutes nos fonctions concourent à ce but; et si quelqu'une vient à être dérangée, un penchant irrésistible nous porte à chercher avec empressement des secours partout où nous avons quelque espoir d'en trouver.

On compte quatre causes générales de douleurs de dents.

1° La première est produite par une inflammation passagère. On reconnaît cette cause quand cette douleur s'est développée tout à coup sous l'influence d'un changement brusque de température.

La dent douloureuse est intacte ou peu altérée; la gencive voisine est rouge, gonflée, et la douleur, souvent accompagnée d'un gonflement des parties voisines, même d'une fluxion de la joue, semble envahir tout le côté de la mâchoire occupé par la dent qui en est atteinte.

Tous les moyens employés contre les inflammations des autres parties sont ceux auxquels on doit recourir.

Ainsi, une figue grasse et bien cuite, placée entre la dent malade et sa correspondante, suffit quelquefois pour calmer une inflammation légère.

Mais cette douleur cède ordinairement aux gargarismes émollients faits avec une infusion de fleurs de mauve, sucrée et chaude; à des fumigations émollientes dirigées sur la dent malade.

Si la gencive est extrêmement tuméfiée, on est souvent obligé d'appliquer une sangsue sur cette partie. Ce moyen, qu'on repousse généralement, est pourtant fort simple, car il suffit d'enfermer la sangsue dans un tube de verre, et de présenter son extrémité buccale à la gencive, qu'elle ne tarde pas à dégorger de l'affluence du sang vers ce point.

Quels que soient les remèdes que l'on emploie pour guérir cette cause, leur mode d'action doit se réduire à calmer l'inflammation dont la pulpe dentaire est momentanément le siége, ou qui, des gencives ou de toute autre partie de la bouche, se porte sur les dents.

2° La deuxième cause est produite par un agent irritant passager, tel que l'usage de quelque liqueur forte, ou les émanations du phosphore ou toute autre émanation forte.

Les remèdes propres à guérir cette douleur doivent tendre à exciter une autre partie éloignée de la dent malade, et à absorber ainsi la douleur de cette dernière.

On peut calmer ces douleurs par l'application d'un cataplasme de moutarde sur les tempes ou au-dessous de l'oreille. On peut employer également un emplâtre de cantharides. Un purgatif un peu violent produit le même effet, et avec autant de promptitude.

3° La troisième cause est purement nerveuse.

Pour guérir cette cause, on doit chercher à assoupir ou éteindre la sensibilité de la dent. On y parvient au moyen de cinq centig. d'extrait gommeux d'opium.

On emploie aussi avec succès l'élixir suivant :

Girofle..............	4	grammes.
Opium...............	4	—
Cannelle............	4	—
Pyrèthre.............	2	—
Résine..............	8	—
Eau-de-vie à 22 degrés.	125	—

On l'emploie, en imbibant un morceau de coton qu'on applique sur la dent malade.

Quelquefois cet élixir a suffi pour suspendre tout à coup les douleurs de la première cause, c'est-à-dire inflammatoire; mais son emploi est moins rationnel que dans la troisième cause.

4° La dernière cause est produite par carie de la dent.

Les remèdes propres à guérir cette cause doivent tendre à soustraire la partie malade de la dent à l'action de l'air, des aliments et de toutes les substances irritantes avec lesquelles elle peut se trouver en contact.

Une pâte, formée par une décoction concentrée de racine de pyrèthre, de gingembre, de clous de girofle et de cannelle, réduite à la consistance nécessaire, et appliquée sur la dent ou introduite dans le trou formé par la carie, quand il en existe un, calme aussitôt la douleur.

L'élixir suivant apaise aussi la douleur causée par la carie.

ELIXIR DE BOERHAAVE.

Alcool à 33 degrés........	30	grammes.
Camphre................	16	—
Opium en poudre.........	1	—
Huile essentielle de girofle.	80	gouttes.

On l'emploie en imbibant un morceau de coton.

Quand la carie d'une dent est assez profonde pour que la membrane qui tapisse son intérieur soit à découvert, on conçoit aisément combien il serait illusoire d'espérer faire cesser la douleur qu'elle occasionne par quelques-uns des moyens énumérés précédemment. La douleur peut bien disparaître momentanément, mais aussitôt que la dent sera de nouveau mise en contact avec l'air, elle renaîtra. Dans cette circonstance, il faut avoir recours au mastic suivant :

PATE ALUMINEUSE D'APRÈS LEFOULON.

Alun en poudre..........	10	grammes.
Gomme arabique en poudre.	10	—
Éther acétique...........	2	—

On ajoute de l'eau en quantité suffisante pour en faire une pâte avec laquelle on enduit la cavité de la dent cariée, après l'avoir nettoyée et séchée, le collet et l'intervalle qui sépare la dent voisine. Cette pâte acquiert une grande solidité avec le temps.

Autre.

MASTIC D'APRÈS BERNOTH.

Mastic pulvérisé......	90 grammes.
Éther sulfurique......	40 —

On fait dissoudre, on passe et on ajoute de l'alun de plume pulvérisé en quantité suffisante pour obtenir un mastic plastique que l'on enfermera dans de petits flacons de la capacité de 8 centimètres, dans chacun desquels on aura préalablement versé :

Alcool..............	2 grammes.
Essence de girofle....	1 goutte.

Même emploi que le précédent.

XVIII

Des Gencives.

Les lèvres les plus séduisantes du monde perdent leur charme si, lorsqu'elles s'entr'ouvrent, elles laissent apercevoir des gencives inégales, blanchâtres, sillonnées de jaune et de noir, et des dents décharnées.

PHYSIOGNOMONIE DES GENCIVES. — Quand, à l'ouverture des lèvres, les gencives de la rangée supérieure paraissent entièrement, on doit s'attendre à beaucoup de flegme et de froideur.

HYGIÈNE DES GENCIVES. — Pour maintenir les gencives saines, fraîches, vermeilles et fortes, il est indispensable de se nettoyer la bouche avec la plus grande attention comme il est indiqué au chapitre de l'hygiène des dents.

Il est aussi très-important de soigner sa santé, autrement ce sont les premières parties qui se ressentent du mauvais état de l'une ou de l'autre ; elles s'éraillent, se corrompent, se flétrissent, et répandent une exhalaison désagréable.

Ce malheur, à son tour, a une action répulsive sur les dents, dont il cause le déchaussement, la corruption et la chute; ainsi le mal se communique de proche en proche, et s'empire dans sa source à mesure qu'il s'étend, en recevant contagion pour contagion, de tous les lieux qu'il a envahis.

EMBELLISSEMENT DES GENCIVES.

60. Secret pour raffermir les gencives, et les faire recroître aux endroits où les dents se trouvent déchaussées.

Eau vulnéraire spiritueuse..	125	grammes.
Esprit de cochléaria	15	—
Huile essentielle de girofle..	2	gouttes.

On mêle. On l'emploie étendu d'eau.

Cet élixir convient, pour être employé tous les jours, aux personnes dont les gencives sont habituellement saignantes ou blafardes, et abandonnent le collet de la dent, qui, manquant de soutien, devient chancelante et cède aux plus légers efforts. Il a la propriété de fortifier le nerf des dents, d'activer la recroissance des gencives et de remédier ainsi à l'ébranlement des dents, de rendre la bouche plus fraîche et plus saine.

Autre.

ELIXIR DE LEROY-LAFONDIGUIÈRE.

Girofle....................	2 grammes.
Noix de muscade..........	4 —
Gaïac....................	16 —
Pyrèthre.................	4 —
Essence de romarin........	10 gouttes.
Essence de bergamote.	4 —
Eau-de-vie à 36 degrés.....	30 grammes.

Après avoir concassé les substances qui doivent l'être, on les met dans l'eau-de-vie. Au bout de huit jours d'infusion, on filtre l'élixir.

Pour l'employer, on en verse quelques gouttes dans l'eau avec laquelle on se rince la bouche le matin.

Cet élixir s'emploie dans le même cas que le précédent, et a les mêmes propriétés, mais à un degré beaucoup plus actif. — On ne doit l'employer que tous les trois jours.

61. Secret pour guérir l'état habituellement saigneux et fongueux des gencives.

Dans le cas où l'état saigneux et fongueux des gencives serait évidemment dû à une disposition scorbutique, on se trouvera toujours très-bien de substituer aux deux derniers élixirs cités le gargarisme suivant :

Décoction de racine de patience..	180 grammes.
Miel écumé.....................	30 —
Acide sulfurique	3 gouttes.

On se gargarise plusieurs fois par jour, et on agite dans la bouche.

62. Secret pour donner aux gencives une couleur rosée et vermeille.

Corail rouge.....	15 grammes.
Sang-dragon.....	30 —
Carmin fin.......	
Écorce de citron..	
Sucre blanc.....	15 —

On se frotte légèrement les gencives avec une brosse douce de blaireau. Cette poudre donne aux gencives une belle couleur rose et vermeille qui dure une grande partie de la journée.

XIX

De la Bouche.

(INTÉRIEUR.)

Des aphthes de la bouche. — De l'angine ou maux de gorge. — De la salivation. — De la voix. — De l'haleine.

Un poëte, que la profondeur de son savoir a placé au rang des premiers écrivains de l'Allemagne, Herder, dit : « Une bouche délicate et pure est peut-être une des plus » précieuses recommandations : la beauté du portique an- » nonce la dignité de celui qui doit y passer; ici c'est la » voix de la vérité, de l'amitié, des plus nobles comme » des plus tendres sentiments. »

Si les yeux sont les miroirs de l'âme, la bouche est l'interprète du cœur; à la fois caressante ou sévère, impérieuse ou timide, elle prie, elle menace, elle prononce l'anathème ou les douces paroles de l'amour; et, tour à tour enjouée, dédaigneuse, suppliante ou fière, elle sait donner au discours le caractère qui lui est propre. Qui ne sait que les mots les plus simples, en passant par une jolie bouche, reçoivent un charme particulier?

PHYSIOGNOMONIE DE LA BOUCHE. — Lavater établit trois classes de bouches d'après la disposition des lèvres.

Il met dans la première, la bouche *sentimentale :* lèvre supérieure débordant un peu l'inférieure; marque distinctive de la bonté.

Dans la seconde, la bouche *loyale :* les deux lèvres s'avançant également; marque distinctive de l'honnêteté, de la sincérité.

Enfin, dans la troisième, la bouche *irritable :* la lèvre inférieure débordant la supérieure; marque distinctive de la bonhomie.

— Une grande bouche annonce le courage, l'audace et la voracité.

— Une petite bouche annonce la timidité et la faiblesse.

— Une bouche resserrée, dont la fente court en ligne droite et où le bord des lèvres ne paraît pas, est l'indice certain du sang-froid, d'un esprit appliqué, ami de l'ordre, de l'exactitude et de la propreté.

— Une bouche bien close, enfoncée, avec des lèvres minces, se rapporte à un esprit dissimulé, fin, adroit et méchant.

— Comme un vase ouvert laisse éventer la liqueur qu'il contient, pareillement une bouche toujours béante, surtout avec des lèvres épaisses, passe pour le signe de la bêtise, de la pusillanimité et de l'imprudence.

— Une bouche béante est plaintive; une bouche fermée suppose la patience et indique le courage.

HYGIÈNE DE LA BOUCHE (voyez *Hygiène des dents*).

EMBELLISSEMENT DE LA BOUCHE.

I. DES APHTHES.

63. Secret contre les aphthes de la bouche.

Feuilles d'aigremoine.. 5 grammes.
Feuilles de ronce...... 5 —

On fait bouillir dans de l'eau 250 grammes pendant 15 minutes.

On ajoute 45 grammes de miel rosat.

Acide sulfurique, une quantité suffisante pour donner une acidité agréable.

Les personnes qui ont la bouche fréquemment couverte d'aphthes indolents feront usage avec succès de ce gargarisme détersif; il convient également dans le cas où l'évulsion d'une dent aurait entraîné une ulcération indolente et fongueuse de la gencive ou de la membrane qui la tapisse.

II. DE L'ANGINE.

64. Secret pour dissiper rapidement l'angine ou maux de gorge.

Décoction de fleurs de mauve
ou racine de guimauve.... 250 grammes.
Miel rosat................ 180 —

On se gargarise d'heure en heure avec cette décoction, et au bout de deux jours il n'en restera plus trace.

III. DE LA SALIVATION.

65. Secret pour diminuer l'excès de la salivation.

L'excès de salivation, produit ordinaire de l'âge ou des mauvaises habitudes, provient encore d'un relâchement dans les amygdales ; outre qu'il est disgracieux, au point de faire perdre tout le charme de la plus jolie bouche, il nuit aussi à la pureté et à la conservation des dents, et il est important d'en modérer le cours.

Feuilles de roses rouges de Provins.	5	grammes.
Feuilles d'aigremoine............	5	—

On fait bouillir dans eau 250 grammes pendant quinze minutes, et on ajoute miel 30 grammes. On se gargarise tous les matins avec cette décoction.

Ce gargarisme donne du ton à la bouche, et, se combinant avec le principe âcre dont l'excès de salivation est chargé, il l'empêche de s'attacher aux dents, de s'y durcir, et de dégénérer en une sorte de tartre plus tenace qu'aucun autre.

IV. DE LA VOIX.

66. Secret pour éclaircir la voix et lui donner un timbre clair.

VINAIGRE SCILLITIQUE.

Squammes de scilles sèches.	30	grammes.
Vinaigre rouge fort.........	300	—
Alcool..................	15	—

On laisse macérer quinze jours et l'on passe. On peut,

si l'on veut, parfumer avec quelques gouttes d'essence de roses.

Lorsqu'on a besoin de parler ou de chanter, il est avantageux d'avoir la voix claire, le gosier dégagé de toute espèce d'enrouement pituitaire : le vinaigre scillitique remplit cet objet. Il éclaircit la voix voilée, il donne du ton à la glotte et à tous les organes qui servent au développement de la voix.

Il suffit d'en mettre cinq à six gouttes dans un verre d'eau tiède et de s'en gargariser, soir et matin, les jours où l'on doit parler ou chanter en public.

Les personnes qui se servent de leur voix ont besoin plus que tout autre de se tenir le cou chaudement, une douce chaleur entretient la souplesse des organes et rend la voix plus pure et plus harmonieuse.

Après avoir parlé ou chanté, on doit se garantir du froid.

Autre.

Les œufs frais, le matin à jeun, éclaircissent aussi la voix et lui donnent de la force.

Ce que font aussi 4 grammes de fleur de sureau en poudre dans un verre de vin blanc.

67. Secret contre l'aphonie de la voix.

En cas d'aphonie, un verre d'orgeat, pris bouillant en se couchant le soir, la dissipe complétement. C'est le moyen employé au conservatoire de Naples.

On emploie aussi avec avantage une décoction de figues grasses dans du lait.

68. Secret pour préparer le sirop des chanteurs, pour prévenir et faire passer tout enrouement, et rendre la voix nette, vibrante et sonore.

SIROP ERYSIMUM OU VÉLAR SIMPLE.

Vélar.......... 62 grammes.
Eau bouillante.. 750 —

On fait digérer au bain-marie pendant deux heures, on passe et on filtre, puis on fait fondre au bain-marie dans la colature.

Sucre..... 1 kil. 500 grammes.

Et l'on passe le sirop lorsqu'il est froid.

Ce sirop, extrêmement agréable à prendre, et préférable à toutes les boissons adoucissantes, prévient et triomphe des enrouements les plus opiniâtres. Un fréquent usage de ce sirop rend de plus le timbre de la voix pur et retentissant.

Les personnes qui chantent habituellement ne peuvent rien prendre de meilleur.

V. DE L'HALEINE.

On donne ce nom à l'air qui sort des poumons dans l'expiration qui se fait naturellement, sans effort.

L'haleine, considérée soit dans l'état de santé, soit dans celui de maladie, offre des différences remarquables.

Chez les personnes qui jouissent d'une bonne santé, elle est douce, sans odeur particulière; elle est quelquefois suave chez certains individus. Dans les préludes de l'amour, l'imagination, montée jusqu'au délire, peut trouver dans l'haleine de l'objet aimé des qualités qui n'y existent point en effet.

On ne peut cependant nier qu'il n'y ait des haleines *enivrantes* qui, par leur nature seule, réveillent les sens, provoquent les désirs et excitent aux plaisirs de l'amour.

Cette suavité est peu commune; on la rencontre rarement chez les femmes qui ont passé l'âge de trente ans, et chez les hommes après celui de quarante; elle suppose une santé parfaite et l'usage habituel d'une nourriture douce, plus végétale qu'animale.

Quatre causes ordinaires peuvent vicier l'haleine chez les personnes en santé :

1° La malpropreté de la bouche.

Cette cause est la plus facile à combattre, puisque, pour la faire cesser, il ne faut qu'avoir soin de sa bouche et tenir dans sa bouche des pastilles de menthe ou de ces feuilles.

2° La carie des dents.

Tout en ayant soin de sa bouche, s'il se trouve une dent cariée, elle infecte l'haleine. On doit la faire garnir de mastic Lefoulon, et tenir dans sa bouche des pastilles suivantes :

Charbon porphyrisé.........	4 grammes.
Sucre.....................	30 —
Essence de citron...........	4 gouttes.
Essence de menthe..........	4 —
Mucilage de gomme adragante.	Quantité suffisante.

On en fait des pastilles de 25 centigrammes. Ces pastilles corrigent la mauvaise haleine et la changent en une haleine douce et fraîche.

3° D'un vice intérieur, d'une partie malade.

La mauvaise haleine s'exhale quand l'estomac est libre, indifféremment après ou avant d'avoir mangé. Comme l'action de cette cause est encore plus à craindre, il est indispensable d'avoir recours aux pastilles suivantes, qui parfument agréablement l'haleine :

Chocolat ou café en poudre...	45 grammes.
Charbon végétal porphyrisé...	15 —
Sucre en poudre...........	15 —
Vanille...................	15 —
Mucilage de gomme arabique..	Quantité suffisante.

On fait avec ce mélange des pastilles d'un gramme, et l'on en prend cinq à six par jour.

4° Enfin les émanations de l'estomac.

Ces émanations sont de terribles ennemies de la blancheur et de la pureté des dents; elles les jaunissent, les corrompent et finissent par les faire tomber en débris.

Premièrement, cette puanteur de l'haleine tient à la nature des aliments dont on fait un usage habituel; les alliacées sont celles qui fournissent le plus d'odeur à l'haleine. Cette cause cessera d'exister dès qu'on renoncera à leur usage.

Secondement, l'usage de certains aliments donne à l'haleine une odeur forte et même fétide; cette odeur est d'autant plus remarquable et se fait sentir plus longtemps que la cause est due à la faiblesse et au délabrement de l'estomac, et qu'on a plus de peine à digérer ces substances alimentaires.

PASTILLES DE CACHOU.

Extrait.

Cachou concassé...	40 grammes.
Eau..............	160 —

On fait infuser dans cette eau pendant vingt-quatre heures, on remue et on entretient à une chaleur de 40 degrés, ensuite on passe avec expression, on filtre et on fait évaporer au bain-marie.

A 100 grammes d'extrait de cachou on ajoute 400 gr. de sucre pulvérisé et une quantité convenable de mucilage de gomme adragante, on obtient une pâte qui, divisée en petites boules ou en grains allongés du poids de 25 centigrammes, constitue les *grains de cachou*, qu'on aromatise à son goût avec :

Dix gouttes d'essence de menthe.

Teinture de vanille.

Violette avec 8 grammes de poudre d'iris.

A la cannelle avec 4 grammes de cannelle en poudre et un mélange d'eau de cannelle.

A la rose avec l'essence de rose.

Ces pastilles sont extrêmement agréables et sont toniques, absorbantes, et font cesser de suite les aigreurs et les autres exhalaisons de l'estomac, causées par les digestions laborieuses; facilitent puissamment la digestion et préviennent les hoquets et les aigreurs ; corrigent la mauvaise haleine et laissent dans la bouche un parfum de fraîcheur et de suavité.

PRÉCAUTIONS.

Il faut, dans ces circonstances, que les personnes qu'on aura averties de l'infection de leur haleine soient d'une extrême propreté, qu'elles aient soin de se parfumer, qu'elles tiennent dans leur bouche des substances odorantes aromatiques, et qu'elles tiennent une pastille dans leur bouche toutes les fois qu'elles auront à faire les frais d'une conversation.

Celles qui auront à leur parler feront bien d'éviter leur haleine, car l'odeur qu'elle porte est vraiment délétère, et peut, suivant qu'elle est forte et que la personne qui la reçoit en face est délicate ou susceptible, lui faire perdre connaissance à l'instant même.

Pour ne pas s'exposer à produire un pareil accident, les individus qui savent qu'ils ont mauvaise haleine devront avoir soin de ne jamais se placer en face des personnes à qui ils ont à parler; nous croyons devoir leur faire cette recommandation, parce qu'ils semblent presque tous prendre à tâche de parler aux autres très-près du visage.

XX

De la Barbe.

La barbe est l'assemblage des poils dont sont plus ou moins garnis le menton, les joues et la lèvre supérieure de l'homme. Cachet de la virilité, elle imprime à la face un caractère de force et de puissance.

L'époque de la pousse de la barbe est celle de la puberté. Les médecins de l'antiquité se réjouissaient avec raison du retard de la barbe; ils le regardaient comme favorable au développement des forces : plus longtemps occupée de l'individu, la nature doit en effet donner plus de perfection à son ouvrage, et la puberté précoce pourrait être regardée comme une cause de faiblesse, les forces éprouvant alors une véritable dérivation.

Il est cependant des individus chez lesquels le retard de la barbe est un indice de faiblesse; c'est ce que l'on observe chez l'homme de constitution molle, dont la blancheur dénote le peu d'énergie vitale.

Les poils offrent des variétés de couleurs, de densité, de nombre, de longueur, qui se rapportent au tempérament des individus, au climat qu'ils habitent, à leur âge, à l'état de leurs forces et à la nature des aliments.

Ces poils sont noirs, secs, durs, rares, chez les hommes d'un tempérament bilieux. Les hommes de constitution lymphatique, au contraire, ont ordinairement la barbe blonde, épaisse, presque droite, plus douce au toucher.

La nourriture amène, dans la texture des poils, des changements notables : avec une nourriture bonne, succulente, humide, la barbe est douce, molle; elle est âpre au toucher, ses poils sont gros et durs, lorsque les aliments sont secs et de digestion pénible.

L'âge, qui imprime son cachet sur tout notre être, altère la couleur des cheveux et de la barbe; il les fait passer par degrés au blanc presque parfait. Ce qui n'est ordinairement que le produit des années, le chagrin l'opère souvent dans un court espace.

Il est des couleurs que l'on peut regarder comme accidentelles : telle est la couleur rousse bien prononcée; elle indique une constitution scrofuleuse.

La crue de la barbe est plus active chez les vieillards, chez plusieurs malades, surtout chez les phthisiques.

Chez les phthisiques, on peut assigner, pour cause de crue plus rapide des poils, l'activité plus grande de la peau, qui devient le vicaire du poumon.

Le développement de la barbe peut être hâté par la coupe répétée du duvet qui couvre la face, par des lotions savonneuses et des lotions à la glace. Les frictions produisent le même effet, surtout si elles sont faites avec des substances irritantes, aromatiques, et qui toutes agissent en faisant affluer le sang vers la peau de laquelle les poils doivent s'élever.

Comme la barbe donne à la physionomie de l'homme cette noblesse imposante qu'on appelle l'air *mâle*, et qui semble annoncer la force ou l'énergie que la nature a départie à son sexe, un homme sans barbe, ou même avec peu de barbe, n'est jamais bien; il a l'air faible, efféminé, mou, sans énergie, et semble appartenir à un sexe mixte.

Aussi les hommes tiennent beaucoup plus à avoir une belle barbe qu'un beau teint, quoiqu'ils soient infiniment mieux lorsqu'ils sont doués de ces deux qualités en même temps.

La barbe, pour être belle, doit être d'un beau noir, tirant sur le bleu; il faut qu'elle soit forte, touffue, brillante et bouclée.

Les barbes couleur châtain sont inférieures : les blondes viennent ensuite; puis enfin les rousses, qui sont fort laides.

Dans l'état de santé, les poils sont abondants, souples, brillants, solides; et de tous les cosmétiques appliqués au système pileux, l'entretien de la santé est le plus efficace.

Les femmes stériles, dont la constitution se rapproche de celle de l'homme, ont ordinairement le menton et la lèvre supérieure garnis de poils. L'excès de chasteté, qui rend les règles moins abondantes et qui les fait quelquefois disparaître, a déterminé l'éruption de la barbe chez plusieurs femmes.

Il est une époque, celle de la cessation des règles, à laquelle des altérations profondes sont imprimées à l'économie de la femme. Elle perd la souplesse dans laquelle semblait la retenir l'aptitude d'être mère. Sa peau perd alors sa blancheur, ses formes se prononcent plus durement, sa voix devient grave et forte; ses seins, désormais inutiles, s'affaissent, et souvent sa face, dont l'expression est moins douce, se couvre de poils.

PHYSIOGNOMONIE DE LA BARBE. — Une barbe épaisse, douce et luisante indique un tempérament amoureux, un cœur tendre et sensible.

— Une barbe rude, hérissée, est le signe d'un caractère roide, d'une humeur emportée et revêche.

— Les jeunes hommes imberbes participent de la vanité des femmes : ils sont légers, inconstants et amateurs de la parure.

PHYSIOGNOMONIE DU MENTON. — Un menton petit indique un naturel timide.

— Un menton avancé annonce quelque chose de positif dans le caractère.

— Un menton mou, charnu et à double étage est souvent la marque et l'effet de la sensualité.

— Un menton rond, avec une fossette, est le gage de la bonté.

— Une forte incision au milieu du menton indique l'homme judicieux, calme et résolu.

— Le menton plat suppose la froideur et la sécheresse du tempérament.

— Le menton perpendiculaire avec la lèvre inférieure doit inspirer la confiance.

— Un menton pointu dénote un esprit délié, actif et rusé.

— Un menton angulaire n'appartient guère qu'aux gens sensés, fermes et bienveillants.

— Le menton reculé, que l'on pourrait appeler le menton féminin, car on le retrouve presque chez toutes les femmes, laisse toujours soupçonner quelque côté faible.

HYGIÈNE DE LA BARBE. — Dans plusieurs pays, les hommes conservent toute leur barbe, et semblent en cela mieux suivre les intentions de la nature.

Les soins hygiéniques que réclame la barbe se réduisent, quand on la porte entière, à la démêler et à la brosser tous les matins après s'être lavé le visage.

Quand on ne porte que des favoris ou des moustaches, ou même que l'on ne porte rien, un homme soigneux doit faire sa barbe tous les jours.

Les hommes qui ont la barbe très-noire et qui se rasent de très-près peuvent ne se raser qu'une fois tous les deux jours, parce que la teinte bleue que la barbe leur donne leur sied quelquefois très-bien, surtout lorsqu'ils ont le teint blanc, frais et uni.

Le soin de se raser est tellement désagréable à prendre, que bien des hommes ne s'y déterminent que deux ou trois fois par semaine, sans s'apercevoir combien cette coutume leur est défavorable.

D'ailleurs, plus on retarde cette opération, plus on a de peine à s'y résoudre, et l'on finit par se négliger plus que la décence et la propreté ne le permettent; tandis qu'une fois l'habitude prise de s'y livrer tous les matins, on finit par ne plus y penser et par s'en débarrasser avec habileté dans bien peu de temps.

Ce qui devrait consoler les hommes de l'ennui que ce soin leur fait éprouver, c'est de voir combien ceux qui n'ont point cet ornement naturel le réclament et se donnent de peine pour le faire développer.

Ces derniers ont en effet plus de motifs pour se plaindre de la nature que les autres; car les jeunes hommes sans barbe ne paraissent point complets, et ceux qui sont dans le même cas à leur âge mûr paraissent déjà décrépits.

MÉTHODE POUR SE RASER.

Il s'agit d'abord de trouver, non pas de bons rasoirs, car ceux qui sont parfaits pour l'un ne valent rien pour un autre, mais des rasoirs qui conviennent à la barbe qu'on a, attendu que, selon qu'elle est forte ou faible, peu fournie ou très-épaisse, plantée dans une direction ou dans une autre, il faut ou des rasoirs très-fins ou très-gros, lourds ou légers, et trempés plus ou moins.

La meilleure manière de se savonner consiste à avoir de l'eau aussi chaude qu'on peut la supporter, d'y tremper un pinceau pour le passer sur la barbe, afin de la mouiller parfaitement.

Ensuite, on arrose d'eau chaude du savon en poudre ou en tablette, et on le frotte rapidement avec le pinceau jusqu'à ce qu'il fournisse une mousse épaisse, dont on se savonne à deux reprises.

Cette opération terminée, on trempe le rasoir dans l'eau chaude, on l'essuie, et on se rase de haut en bas de la barbe, en ayant soin de bien tendre la peau, de ne pas trop appuyer le rasoir, d'aller le plus vite possible et non à petits coups.

Après avoir ainsi abattu la barbe, on se savonne une seconde fois et l'on se rase de nouveau, mais plus près, en appuyant encore moins que la première fois.

Quand le dernier coup de rasoir est donné, le meilleur moyen de se rafraîchir et blanchir la peau, comme d'enlever le feu du rasoir, consiste à avoir une cuvette pleine d'eau fraîche, dans laquelle on verse une cuillerée de teinture de benjoin; on y plonge le visage dans tous les sens et à plusieurs reprises, pendant cinq ou six minutes, et après on s'essuie doucement avec une serviette fine et très-fraîche jusqu'à ce qu'il ne reste plus trace de la moindre humidité sur le visage.

On n'aura pas suivi cette dernière pratique pendant un mois, sans en avoir obtenu un embellissement remarquable.

EMBELLISSEMENT DE LA BARBE.

69. Secret pour faire croître et épaissir rapidement les moustaches.

Même que le suivant.

70. Secret pour faire croître et épaissir promptement la barbe.

Le soir, on frictionnera pendant un quart d'heure la partie voulue avec l'huile n° 27.

La friction terminée, on en humecte encore la place frictionnée, puis on se couche sans l'essuyer.

Le lendemain on se savonne, au moins pendant cinq minutes, avec la mousse du savon, et l'on passe le rasoir pour enlever tout le duvet imperceptible que l'on a toujours à la place où doit croître la barbe.

Dans la journée, si on le peut, on fera des lotions sur la partie dénudée avec de l'eau glacée, ou mieux encore des applications de glace, pendant six à dix minutes, qui, faisant affluer le sang, hâtera la croissance des poils; après on humectera avec la pommade Dupuytren n° 27.

71. Secret pour teindre à la minute les moustaches et la barbe d'un très-beau noir.

(Voir le n° 29.)

XXI

Du Cou.

Le cou doit être plutôt long que court; cependant il vaut mieux le terme moyen, comme pour la stature.

Il est désirable, surtout pour une femme, d'avoir le cou blanc et uni; les saillies des grosses veines dans cette partie font le plus mauvais effet.

Les eaux de certaines villes, telles que Moulins, Clermont, etc., ont la propriété de grossir le devant du cou chez plusieurs personnes.

La mauvaise habitude de porter les cols de fichus et de guimpes trop serrés y contribue beaucoup, et même produit à elle seule ce désagrément. Non-seulement toute la grâce du cou se trouve effacée par ce renflement, mais encore, s'il augmente, il semble se rappocher du *goître*, et inspire le même dégoût.

PHYSIOGNOMONIE DU COU. — Un cou bien proportionné est une recommandation pour la solidité du caractère.

— Un cou difforme annonce l'absence de l'intelligence.

— Le cou long, effilé, est d'un tempérament flegmatique et efféminé.

— Un cou gros et engoncé dénote la colère et fait craindre l'apoplexie.

— Le cou gros et grand indique la générosité du cœur et souvent la force physique.

— Un cou flexible indique l'élasticité de l'esprit et du corps.

— Le caractère se ressent de la roideur du cou; il est difficile à vivre et peu sociable.

— Les personnes méchantes ont le cou sillonné de nerfs en relief.

— Un cou penché en avant indique la curiosité et l'avarice.

— Quand le cou est penché du côté gauche, il est le sceau de l'impudicité et de la dissipation.

— Penché du côté droit, il marque le penchant à la sagesse et à l'étude.

HYGIÈNE DU COU. — Même que celle du visage.

EMBELLISSEMENT DU COU.

72. Secret pour faire disparaître les grosseurs du cou.

On porte pendant la nuit un collier bien épais de sel de cuisine, égrugé et bien sec, que l'on renferme dans du taffetas : ce collier ne doit pas être trop juste, car il pourrait augmenter l'indisposition.

73. Secret pour dissiper les CORDES AU COU.

Toutes les dames connaissent cette dénomination vulgaire qu'un médecin ne comprendrait pas : *les cordes au cou*. Ce sont les articulations servant au jeu de la respiration, les organes de la voix et les gros muscles qui sont devenus saillants; alors la rondeur, la grâce, la blancheur sont perdues.

Le cou se gonfle, les articulations se montrent dans les mouvements passionnés, de la colère, par exemple ; les gestes fréquents du cou contribuent aussi à le *corder*. Le lecteur verra ce qu'il doit faire pour remédier à ces causes.

Si ce défaut a la maigreur pour cause, il faut recourir au régime propre à engraisser.

Si (ce qui arrive le plus souvent) il provient de l'habitude défectueuse de trop élever la voix en parlant, de crier, il faut s'abstenir de discours prolongés, d'éclats de voix, de chant. Tous les soirs, on se frottera le cou avec de l'huile d'olive légèrement parfumée. Si tout cela ne suffit pas, il sera bon de porter toujours des fichus montants.

XXII

Des Aisselles.

La sueur immodérée des aisselles est très-incommode, parce qu'elle tache le dessous de l'entournure des manches et la partie correspondante du corsage : elle donne au blanc de fil ou de coton une couleur jaunâtre et une roideur très-désagréable.

Quant aux étoffes de couleur, de soie surtout, l'inconvénient est bien pire, car la sueur, contenant des principes acides, détruit complétement les couleurs.

De plus, le tissu, toujours ainsi humecté d'acide, se crispe, se corrode et se déchire à cet endroit, tandis que la robe est encore toute neuve. La santé souffre aussi de cette importune sueur, parce que les manches de chemise ,l'emmanchure du corset, de la robe, une fois trempées, sont longues à sécher en hiver, et se refroidissent et causent des rhumes fréquents et de vives douleurs de poitrine.

Pour surcroît, il arrive quelquefois que cette sueur exhale une odeur extrêmement désagréable et presque analogue à la vapeur méphitique du chanvre en rouissage dans l'eau. Ce dernier cas est heureusement fort rare ; mais la sueur des aisselles incommode les trois quarts des dames.

Plusieurs pratiques sont en usage pour combattre cette incommodité. On garnit le dessous des manches et l'emmanchure des robes de soie avec de la peau blanche de gant, du coton en ouate ou du taffetas gommé.

L'expérience a démontré que chacune de ces choses a son inconvénient. La peau se tord, se durcit de manière à blesser, et produit une odeur infecte, même quand la sueur n'en a pas; le coton apporte une chaleur gênante, le taffetas gommé se décompose souvent, et quand la sueur est d'une nature âcre, il sent aussi fort mauvais. Au reste, tout cela ne sert qu'à prévenir les taches et ne combat nullement le mal que la poitrine peut souffrir.

HYGIÈNE DES AISSELLES. — Il faut bien se garder d'arrêter le cours de cette sueur, dont la nature se sert pour sécréter des humeurs nuisibles; la seule propreté doit contribuer à la modérer.

On se savonnera, chaque matin, le dessous des bras avec de l'eau tiède, puis on se lavera avec de l'eau tiède aromatisée d'une cuillerée à café de teinture de benjoin dans un verre d'eau, et on essuiera bien avec un linge chaud en hiver.

Les bains sont très-bons pour la sueur immodérée des aisselles, parce qu'en facilitant la transpiration générale, ils diminuent celle de cette partie.

Dès que l'on sentira la première atteinte de la sueur, on glissera sur le gousset de la manche de chemise un petit morceau carré de toile fine ou de batiste.

Ce petit morceau, que l'on peut appeler *gousset mobile*, aura environ dix centimètres en tous sens; il sera ourlé tout autour.

On fera bien d'en avoir une provision, afin de les changer dès qu'on les sentira humides : de cette manière, la sueur ne peut percer jusqu'à la robe et même jusqu'au corset : elle ne demeure pas de manière à se refroidir sur la peau, et son évaporation, ainsi favorisée, ne tarde pas à devenir moins incommode : le contact du linge blanc, sans être froid, suffit quelquefois pour l'arrêter.

EMBELLISSEMENT.

74. Secret pour diminuer la sueur immodérée des aisselles, qui cause des rhumes et de vives douleurs de poitrine, et en neutraliser la mauvaise odeur.

Si les précautions hygiéniques que nous venons de conseiller étaient insuffisantes, — ce qui n'arriverait que dans le cas de sueur extraordinaire, — il faudrait laver encore, le soir, les aisselles, et les saupoudrer d'iris de Florence en poudre, qui absorberait la sueur. Cette dernière pratique est surtout convenable quand elle a de l'odeur.

XXIII

Des Seins.

Des seins unis, blancs, arrondis et fermes sont un des plus doux attraits de la femme pour nous inspirer des sentiments ardents, et exciter au plus haut point la passion de l'amour.

Aux yeux des artistes et de ceux qui ont étudié la belle nature, l'exubérance des seins n'est point une beauté. Dans les proportions antiques, le sein n'a jamais trop d'ampleur, et dans les figures divines cette partie a toujours sa forme virginale.

Les anciens faisaient consister la beauté du sein dans une élévation modérée; pour l'empêcher de grossir, on se servait d'une pierre de l'île de Naxos, pulvérisée, et dont on enduisait les bandelettes avec lesquelles on couvrait la gorge.

Mathiole croit que cette pierre est celle qui sert à aiguiser. De nos jours, cette même pierre, réduite en poudre par e frottement, qui se trouve dans l'auget des rémouleurs, ne doit ses propriétés toniques qu'aux parcelles de fer qu'elle contient.

Raynal, en parlant des bayadères des Indes, dit : « Rien » n'égale le soin qu'elles apportent à la conservation de » eur sein. Pour l'empêcher de grossir ou de se défor- » mer, elles l'enferment dans deux étuis d'un bois très- » léger, joints ensemble, bouclés par derrière. Ces étuis » sont si polis et si souples, qu'ils se prêtent à tous les » mouvements du corps, sans aplatir, sans effleurer le » tissu de la peau. Le dehors de ces étuis est revêtu d'une » feuille d'or parsemée de points brillants. C'est la parure » la plus recherchée, la plus chère à la beauté; et ce » voile, qui couvre le sein sans en cacher les palpitations, » les molles ondulations, n'ôte rien à la volupté. »

Non-seulement les bayadères, mais encore la plupart des femmes de l'Inde, font usage de cette espèce de préservateurs formés, non d'un bois élastique, mais d'une étoffe tissue avec l'écorce très-fine d'un arbre de Madagascar.

Ces étuis, auxquels on donne la forme du sein qu'ils doivent renfermer, sont d'une couleur analogue à celle de la peau; l'étoffe en est si souple et si fine, que l'œil trompé croit découvrir une gorge nue, et qu'il faut que le toucher soit subtil pour discerner l'enveloppe de la partie qu'elle recouvre. Cette précaution est si salutaire, que ces femmes conservent la beauté de leur sein jusque dans un âge très-avancé.

La gomme élastique bien préparée ne pourrait-elle, par sa flexibilité, remplacer ce bois précieux ? Il est certain que l'usage d'une ceinture de nuit qui, formée d'une toile flexible, soutiendrait la gorge sans l'affaiblir, sans la déplacer surtout, ne pourrait être que favorable à la conservation du sein.

HYGIÈNE DES SEINS. — Se hausser les seins, dans l'intention d'amincir la taille, peut causer une phthisie mortelle. Cet usage est dangereux, parce qu'en forçant les deux globes de la gorge à se tenir dans une position trop élevée, il détruit les ressorts, les amollit et les affaisse. Les aisselles, gênées par cette espèce de ligature, font alors paraître les seins plus volumineux qu'ils ne le sont en effet, et souvent même cet usage pernicieux les fait grossir d'une manière disproportionnée.

DU CORSET.

L'objet du corset est seulement de soutenir la taille, de maintenir le tronc dans une rectitude convenable, sans pourtant s'opposer à la liberté des mouvements, et de dissimuler le volume du ventre lorsqu'il acquiert une grosseur disproportionnée.

Ce vêtement ne doit point exercer une compression capable de gêner l'action des muscles, ni celle des viscères de la poitrine et de l'abdomen. Tout corset qui ne remplit point ces conditions est vicieux et même nuisible.

On doit rejeter le corset où il entre une large lame de baleine, ou le plus souvent d'osier, qu'on nomme busc, et qu'on applique sur la poitrine. Ce busc est dur et roide; il a mauvaise grâce, et joint à l'inconvénient de froisser les globes de la gorge en les séparant, celui d'exercer une compression inégale, et par là incommode et quelquefois douloureuse.

Un corset parfait est celui d'étoffe ou de toile élastique, ferme et léger à la fois; il s'adapte parfaitement aux contours de la poitrine et du ventre qu'il soutient et empêche de se difformer; il joint à ces avantages celui d'écarter les épaules, de soutenir la gorge sans la comprimer, d'en séparer les hémisphères, d'en faire ressortir les formes élégantes, d'en diminuer l'énormité, de faire valoir enfin celles qui pèchent par excès contraire.

DE L'ALLAITEMENT.

Quelques femmes, par indifférence maternelle, échappent à la nécessité de nourrir l'enfant qu'elles ont porté. D'autres, par un préjugé enraciné chez elles, violant, aux dépens de leur santé, la noble destination de la nature, se refusent à remplir leur premier devoir de mère, dans la persuasion que l'allaitement gâte le sein.

Qu'il serait heureux, celui qui pourrait persuader à ces femmes-ci que, dispensé avec prudence, l'allaitement est souvent moins nuisible à la beauté de la gorge que ne le sont les moyens qu'elles emploient pour empêcher le lait de s'y porter, de peur d'en altérer la beauté!

Plus d'une femme a subi la peine due à cette infidélité aux lois de la nature, et la médecine en garde la mémoire dans ses tristes annales : l'engorgement du sein, la folie, l'apoplexie, l'épanchement du lait, les dartres, enfin l'affreux cancer, ont été souvent la suite de ce coupable oubli des devoirs maternels.

« Les plus grands accidents que puisse éprouver le sein des femmes par suite de l'allaitement, dit M. Capuron, sont de perdre un peu de sa dureté et d'avoir quelques marques de déchirement survenu quelquefois à ses extrémités; mais pour avoir rempli le but de la nature, il n'en conserve pas moins sa couleur vermeille.

» Comme les femmes honorent en nous les blessures reçues sur le champ de bataille, laissons-les cueillir le laurier auquel la nature et l'amour appellent leur courage ; et quand il leur en coûterait la perte de quelques attraits, sachons, à leur exemple, les honorer dans ces marques glorieuses de leur attachement à leur devoir! »

EMBELLISSEMENT DES SEINS.

75. Secret pour entretenir et conserver la fermeté des seins jusque dans un âge avancé.

Après s'être lavé la poitrine, le soir et le matin, en même temps que le visage, il faut donner aux seins une sorte de douche.

Pour cela, on ôte son fichu, on s'assied, on met une grande cuvette sur ses genoux; on se baisse de manière à placer la poitrine au-dessus de la cuvette, puis, avec une éponge fine que l'on tient un peu élevée, on verse de l'eau tiède aromatisée avec une cuillerée à bouche de teinture de benjoin.

On s'essuie, en appliquant des linges chauds, et l'on finit par une légère onction d'huile de lin fine et parfumée.

76. Secret pour raffermir les seins comme au temps de la première jeunesse.

Il faut faire des lotions sur les seins, trois fois par jour, avec du vin de sauge ou de l'eau distillée de pommes de pin toutes vertes.

Autre.

CATAPLASME.

On fait cuire au bain-marie, pendant une heure :

Feuilles de rose rouge de Provins..	250	grammes.
Eau.........................	60	—

On retire du feu et on broie les feuilles de rose; puis on les applique tièdes sur les seins nus pour la nuit.

Autre.

Noix de galle pulvérisées........	30 grammes.
Encens pulvérisé...............	30 —
Vinaigre......................	30 —
Eau de rose...................	75 —

On fait cuire ensemble au bain-marie jusqu'à ce que le mélange ait acquis une épaisseur convenable : on en applique sur les seins une couche très-mince.

Autre.

Farine de lin	200 grammes.

auxquels on ajoute *une* des substances suivantes en poudre :

Quinquina rouge...............	30 grammes.
Ou racine de bistorte...........	30 —
Ou écorce de chêne.............	50 —
Ou feuilles de rose rouge entières..	60 —

On fait un cataplasme que l'on applique sur les seins, entre deux linges fins, pour la nuit.

77. Secret pour diminuer les seins trop volumineux.

Tous les jours, pendant vingt minutes, faire des frictions douces, avec les mains, avec de l'eau dans laquelle on a versé 12 à 15 gouttes de préparation d'iode par verre d'eau.

Autre.

CATAPLASME ASTRINGENT.

Sulfate de fer pulvérisé....	10 grammes.
Bol blanc..................	30 —
Alun pulvérisé............	10 —
Vinaigre.................	60 —
Eau.....................	300 —
Mie de pain...............	Quantité suffisante.

On fait une pâte molle et on l'applique sur le sein en se couchant.

78. Secret pour prévenir les rides et le relâchement des seins après l'accouchement.

Cire blanche....................	62 grammes.
Blanc de baleine................	62 —

On fait fondre au bain-marie et on ajoute :

Alcool.......................	8 grammes.

On trempe un linge de toile fine dans ce mélange, que l'on applique sur les seins douze heures après l'accouchement.

Il faut avoir soin de faire un trou au centre du linge pour que les mamelons ne soient pas comprimés.

On laisse huit jours, et on le renouvelle huit jours après, et l'opération est terminée.

Cette composition empêchera les rides de se former, et peut conserver entièrement la fermeté et la délicatesse de la peau.

79. Secret pour faire disparaître les rides des seins, et les rendre lisses et polis.

Fondrée d'huile de lin.	100	grammes.
Gomme arabique......	10	—
Tragacanthe..........	10	—
Camphre en poudre....	10	—

On mêle et on applique.

80. Secret pour guérir les gerçures des seins.

Sulfate d'alumine......	4	grammes.
Sous-borate de soude...	20	centig.
Sulfate de zinc........	75	—
Eau de rose..........	120	grammes.

On applique des compresses.

81. Secret pour guérir les gerçures des mamelons.

Axonge.................	30	grammes.
Baume du Pérou.........	4	—
Extrait thébaïque.........	50	centig.

On oint les mamelons de cette pommade.

82. Secret pour blanchir les seins et la poitrine.

LAIT DE ROSE.

Amandes douces mondées.	31	grammes.
Eau de rose............	187	—
Alcool................	46	—
Savon de Windsor.......	2	—
Cire blanche...........	2	—
Huile d'amande douce....	2	—
Essence de bergamote....	2	—
— de lavande......	50	centig.
— de rose.........	25	—

On fait, avec les amandes et l'eau de rose, une émulsion ; on fait fondre la cire et le savon dans l'huile, on verse ce produit dans un mortier, et on ajoute peu à peu l'émulsion, puis les huiles volatiles dissoutes dans l'alcool.

On lave les seins avec moitié de ce lait étendu d'autant d'eau.

XXIV

De certains Organes.

83. Secret contre l'anaphrodisie ou impuissance.

DIABLOTINS AMOUREUX.

Gingembre	30	grammes.
Safran d'Orient ...	16	—
Musc.............	8	—
Ambre gris........	1	—
Girofle............	8	—
Mastic en larmes...	24	—

Le tout en poudre très-fine, que l'on mêle à 1 kilogramme de sucre blanc pulvérisé. D'autre part, on fait infuser, dans un verre d'eau bouillante, 30 grammes de sommités de marum, et, après deux ou trois heures, on passe cette infusion. Elle sert à détremper les poudres précédentes pour en former une pâte, que l'on divise ensuite en pastilles, et en leur donnant la forme et la couleur qui plaît le plus.

On en prend environ 15 grammes par jour, surtout le soir après souper.

84. Secret pour conserver la fermeté et la fraîcheur des organes chez la femme, et remédier à leur ramollissement.

TEINTURE DE NOIX DE GALLE COMPOSÉE.

Noix de galle..... 125 grammes.
Eau............. 500 —

On fait bouillir jusqu'à réduction de moitié, on passe et on ajoute :

Alcool rectifié...... 25 grammes.
Alcoolat de citron.. 31 —

Cette teinture, étendue de 6, 8 et 10 fois son poids d'eau, s'emploie en lotions, et surtout en injections, contre :

La leucorrhée ou flueurs blanches ;

La blennorrhée ou écoulement de mucus ;

Et le ramollissement de l'utérus.

Cette préparation doit faire partie des liqueurs de toilette pour l'usage journalier chez les femmes.

On ne saurait trop recommander aux femmes de se servir exclusivement de cette liqueur, dans laquelle il n'entre aucun acide ni aucun minéral : son action est douce ; elle conserve, aromatise, purifie ; et, à force de donner du ton, finit par devenir l'astringent le plus certain qu'on puisse trouver.

Elle convient non-seulement aux femmes qui ne sont plus dans la première jeunesse, mais aux jeunes femmes qui veulent se conserver.

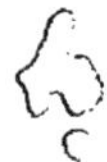

85. Secret contre le relâchement de certains organes.

POMMADE VIRGINALE.

Noix de galle.....	15	grammes.
Noix de cyprès ...	15	—
Summac.........	15	—
Écorce de grenade.	15	—
Mastic........ ...	15	—
Onguent rosat.....	300	—

Faites selon l'art.

L'action de cette pommade, relativement au relâchement du col de l'utérus, est la même que la teinture ci-dessus, mais elle produit un effet beaucoup plus prompt. La teinture convient mieux pour conserver et pour un usage quotidien; cette pommade est préférable pour obtenir un résultat plus rapide et plus puissant.

86. Secret pour prévenir les rides et le relâchement du ventre après l'accouchement.

Cire blanche......	125	grammes.
Blanc de baleine...	125	—

On fait fondre au bain-marie et on ajoute :

Alcool...........	15	grammes.

On trempe dans ce mélange une large bande de toile que l'on applique sur le ventre de la nouvelle accouchée, et qu'on serre bien avec d'autres linges. On aura soin de tourner la bande chaque matin, sans la détacher, et de la renouveler huit jours après.

Cette seule précaution empêchera les rides de se former, et peut conserver entièrement la fermeté et la délicatesse de la peau.

87. Secret pour effacer entièrement les rides du ventre.

ONGUENT.

Sperme de baleine....	60 grammes.
Huile d'amande douce.	30 —
Huile de millepertuis..	30 —
Huile de mirtil.......	30 —
Cire jaune...........	Quantité suffisante.

On fait un onguent, que l'on applique le soir, et on lave le ventre le matin avec de l'eau de fraises.

Autre.

EMPLATRE.

Farine de riz.....	125 grammes.
Farine de fèves...	125 —
Mastic...........	4 —
Tragacanthe blanc.	4 —
Gomme arabique..	4 —
Alun de plume....	4 —
Sel ammoniac.....	4 —
Myrrhe..........	4 —
Miel blanc........	Quantité suffisante.

Faites selon l'art. On l'applique le soir, et le lendemain matin on lave avec de l'eau de benjoin ou du lait virginal.

88. Secret pour raffermir les membres inférieurs et les parties postérieures du corps.

Eau de rose...... 125 grammes.
Vinaigre blanc.... 125 —
Eau de plantain... 60 —
Acide tannique.... 2 —

On mêle, et on fait dissoudre dans ce mélange :

Gomme arabique... 50 grammes.

Ensuite on mêle ensemble très-exactement, et on ajoute :

Musc............... 1 gramme.
Ambre .... 1 —

On trempe un linge de lin dans cette composition, dont on étuve les cuisses ou les fesses : on laisse sécher sur la chair.

Le lendemain matin, on lave avec de l'eau de benjoin.

89. Secret pour prévenir le froissement des parties des personnes trop grasses, et y remédier.

Lycopode en poudre... 30 grammes.
Oxyde de zinc....... 15 —

On mêle. Cette poudre s'applique à la main, ou mieux à l'aide d'une houppe de coiffeur, sur les parties sujettes à être froissées, avant que de se mettre en marche ou après pour y remédier, quand les personnes grasses ont marché pendant la chaleur.

XXV

Des Bras.

La mode, qui depuis quelques années a repris l'usage de découvrir les bras jusqu'au coude, est extrêmement favorable à leur beauté.

Les femmes grecques, dont les bras étaient d'une forme parfaite, devaient peut-être cette beauté à la coutume de les laisser nus, ou seulement couverts de légères draperies. Aussi la statuaire antique nous a-t-elle laissé dans ce genre des modèles admirables.

Nos dames, forcées par la nécessité de laisser voir cette partie, donneront plus de soin à son entretien; la liberté dont jouissent les contours que n'altère plus le frottement des étoffes, et l'heureuse influence de l'air, conserveront au bras la grâce et le poli qui en sont la beauté.

De nos jours rien n'est plus gracieux qu'un joli bras orné de blondes et de riches dentelles; mais en revanche, que de coudes anguleux, que d'avant-bras difformes, mal attachés, sans couleur!

Les femmes ne comprendront-elles jamais qu'une mode ne peut être universelle, et ne pourront-elles avoir le bon sens de renoncer à celles qui leur sont défavorables!

Nous ferons la même observation à l'égard d'un bijou dont on a coutume de décorer le bras; rien ne paraît aussi ridicule qu'un riche bracelet à un bras de forme commune. « Nous avons connu, dit madame Voïard, une » femme très-maigre qui avait la manie de porter un ma- » gnifique bracelet autour de son bras décharné; cette vue

» nous rappelait l'idée de ce squelette trouvé dans les » ruines de Pompeïa. »

Nous le répétons, le bracelet est l'une des parures les plus difficiles à porter; car, si elle embellit un joli bras, elle attire d'autant plus l'attention sur celui dont la forme est défectueuse.

PHYSIOGNOMONIE DES BRAS. — Un bras gros et gras indique la mollesse du tempérament et la lourdeur intellectuelle.

— Un bras velu dénote un penchant irrésistible à la volupté.

— Des bras grêles, mais nerveux, annoncent une activité entreprenante et la vivacité de l'intelligence.

— Un bras robuste, bien articulé, appartient à l'homme de bien, fort de cœur et de tempérament.

— Un bras grêle, mou, peu articulé, révèle la débilité du corps et de l'esprit.

HYGIÈNE DES BRAS. — Afin de les préserver des rides et des gerçures, il ne faut pas les laver avec une eau ni trop froide ni trop chaude, et surtout ne point les exposer à l'air immédiatement après.

La peau des bras, quoique d'un tissu plus serré que celle des autres parties du corps, est sujette à une grande dilatation; le froid lui est fatal, le vent la dessèche, le soleil la brunit très-vite; tandis qu'une douce chaleur la gonfle et l'assouplit.

Lorsque le bras est surchargé d'un duvet qui le dépare, est indispensable de le faire tomber; car il ne faut pas perdre de vue que l'embonpoint, la blancheur et la pureté sont trois qualités indispensables à la beauté du bras d'une femme.

Si l'on a le bras maigre, il faut porter des manches longues, le plus possible : il n'y a point d'autres moyens lorsqu'on a de l'embonpoint ailleurs; si la maigreur est générale, il faut avoir recours aux moyens d'engraisser, dont il a été parlé au chapitre de l'embonpoint.

EMBELLISSEMENT DES BRAS.

90. Secret pour blanchir les bras.

(Voir n° 82.)

91. Secret pour adoucir la peau des bras.

(Voir n° 94.)

92. Secret pour faire disparaître le poil et le duvet qui déparent la beauté des bras.

(Voir n° 28.)

XXVI

Des Mains.

« Soit dans le mouvement, dit Lavater, soit dans l'état » du repos, l'expression de la main ne peut être méconnue. Sa position la plus tranquille indique nos dispositions naturelles, ses flexions nos actions et nos passions. Dans tous ces mouvements, elle suit l'impulsion » que lui donne le reste du corps. Elle atteste aussi la noblesse et la supériorité de l'homme; elle est à son tour » l'interprète et l'organe de ses facultés. »

HYGIÈNE DES MAINS. — Il est peu de parties de notre individu auxquelles les soins de la toilette soient plus nécessaires qu'à ces derniers objets. De jolies mains ont toujours été appréciées, et mille secrets furent inventés pour entretenir ou développer leur beauté.

La peau des mains, de même que celle des bras, quoique d'un tissu plus serré que celle des autres parties du corps, est sujette à une grande dilatation : le froid lui est fatal, le vent la dessèche, le soleil la brunit très-vite ; tandis qu'une douce chaleur la gonfle et l'assouplit.

Le contact du fer gâte aussi les mains ; et l'on a remarqué que les personnes qui avaient la manie de toujours attiser le feu, en touchant aux instruments qui servent à cet usage, finissaient par rendre la peau de leurs doigts dure et calleuse.

Tout ce qui peut changer la texture de notre surface externe, soit en altérant ou détruisant les houppes nerveuses, peut altérer ou abolir le toucher : le grand froid et la grande chaleur sont également contraires à la délicatesse du tact.

Les personnes qui désirent jouir de la plénitude de leurs prérogatives physiologiques, doivent apporter un soin tout particulier à l'état de *leurs mains*, ces réservoirs de la sensibilité tactile.

Afin de les préserver des rides et des gerçures, il ne faut pas les laver avec une eau ni trop chaude ni trop froide, et surtout ne point les exposer à l'air immédiatement après.

Une précaution utile, à laquelle ne manquent pas les femmes soigneuses de conserver la beauté de leurs mains, c'est de porter constamment des gants de peau ; ceux de peau de chien ont la propriété reconnue par l'expérience d'adoucir et de conserver l'épiderme.

Le savon purifié, légèrement parfumé, convient mieux aux mains pendant l'hiver, en ce qu'il enlève parfaitement, et sans qu'il soit besoin de frotter longtemps, toutes les impuretés qui se glissent dans les pores, et deviennent tenaces par l'action du froid : il est principalement propre à dissoudre la graisse de la pommade et des cheveux, qui s'attache toujours plus ou moins aux doigts lorsqu'on se peigne.

Quand on s'est savonné et rincé les mains, il convient, avant de les essuyer, de bien les couvrir de nouveau avec le savon, de se frotter les mains jusqu'à ce qu'il écume, et de se les essuyer sans les remettre dans l'eau. De cette manière, la peau est très-blanche et d'une extrême douceur. On pourra, pour l'augmenter encore, passer sur la main le linge humecté d'eau de benjoin.

Tous les émollients sont favorables à la main; on ne les alterne pas avec des spiritueux, comme on le fait pour le visage.

EMBELLISSEMENT DES MAINS.

93. Secret pour nettoyer parfaitement les mains.

On prend telle quantité que l'on veut de marrons d'Inde, on les pèle, on les fait sécher, ensuite on les pile dans un mortier couvert. On passe cette poudre au tamis très-fin.

Pour en faire usage, on jette une pincée de cette farine de marrons d'Inde dans deux ou trois verres d'eau, on remue, et à l'instant l'eau devient blanche, savonneuse et douce comme du lait.

Le fréquent usage de cette farine est très-salutaire; elle décrasse parfaitement et n'est sujette à aucun des inconvénients des substances savonneuses; la peau des mains en contracte un lustre admirable.

Le jaune d'œuf frais décrasse aussi les mains et assouplit la peau.

94. Secret pour blanchir et adoucir les mains.

Farine de marrons d'Inde.........	240 grammes.
Amandes amères réduites en farine.	62 —
Poudre d'iris de Florence........	15 —
Carbonate de potasse.............	3 gr. 50 cent.
Essence de bergamote............	2 grammes.

On mêle toutes ces poudres. Même emploi que le n° 93.

Cette poudre blanchit la peau des bras et des mains brune, adoucit la rudesse qu'ils peuvent avoir, et leur donne une fraîcheur et un velouté incomparables.

95. Secret pour préparer la pâte d'amandes pour les mains.

Amandes émondées et pilées....	375 grammes.
Farine de riz.................	62 —
Iris de Florence en poudre.....	62 —
Essence de lavande...........	50 centig.
— de girofle.............	50 —
— de Rhodes............	50 —

On mêle toutes ces substances.

La pâte d'amandes nettoie et adoucit les mains, et entretient leur finesse.

96. Secret pour rendre les mains douces et potelées.

Huile d'amande douce....	60 grammes.
Cire vierge..............	12 —
Blanc de baleine.........	12 —

On fait chauffer ces trois substances au bain-marie, dans trois vases différents, puis on les verse dans un autre verre froid, où on a soin de les mêler exactement. On jette ensuite cette composition dans une jatte avec de l'eau fraîche; on remue toujours la pommade et on change d'eau jusqu'à ce qu'elle soit devenue blanche.

On la conserve dans de l'eau de rose ou de l'eau de rivière, que l'on change tous les jours.

On s'en frotte les bras et les mains en se couchant, et mieux encore on la retient sur la peau au moyen de gants.

97. Secret pour préparer des gants cosmétiques pour embellir les mains.

Jaunes d'œuf frais.....	deux.
Huile d'amande douce..	deux cuillerées.
Eau de rose...........	30 grammes.
Teinture de benjoin....	8 —

On bat d'abord les jaunes d'œufs avec l'huile, puis on ajoute l'eau de rose, enfin la teinture.

On trempe les gants retournés dans cette composition, on les en pénètre, et on les met la nuit sur la peau.

98. Secret pour prévenir les engelures.

Il suffit de se frotter quelquefois les mains, au commencement de l'hiver, avec de l'huile de millepertuis.

On assure aussi que de se frotter avec des fraises bien mûres la place où l'on a eu des engelures, prévenait leur retour.

Si, malgré ces précautions, elles reparaissent, il faut, dès que les démangeaisons se font sentir, les laver avec la teinture de benjoin.

Dans l'hiver, il est avantageux, surtout pour les personnes sujettes aux engelures, de se laver les mains avec de l'eau mélangée d'eau-de-vie ou de teinture de benjoin, afin de raffermir la peau et de prévenir ce mal opiniâtre autant que douloureux.

99. Secret pour guérir promptement les engelures.

Opium...............	10	grammes.
Camphre en poudre	5	
Carbonate d'ammoniaque.	10	—
Acétate de plomb........	20	—
Axonge................	120	—

On mêle et on fait une pommade dont on oint les engelures.

100. Secret pour guérir les engelures entamées et les brûlures de la main.

On mêle un blanc d'œuf, puis, avec une cuillerée d'huile d'olive, on bat le mélange jusqu'à consistance de crème.

On imbibe les linges de ce cérat, on les applique sur les parties entamées. On aura soin de les renouveler trois fois dans la journée : au bout de trois ou quatre jours la plaie sera entièrement fermée.

101. Secret pour faire disparaître les verrues et poireaux.

Les verrues cèdent quelquefois à de simples remèdes.

On prend de la chélidoine jaune, ou *herbe d'éclair*, on casse la tige près de la racine, et on frotte les verrues avec le suc jaunâtre et laiteux qui en découle, et elles disparaîtront au bout de quelque temps. Si la verrue est grande ou ancienne, il faudra réitérer plusieurs fois l'application de la chélidoine.

Si elle résistait à ce moyen, on aurait recours au secret n° 117.

102. Secret pour faire disparaître les pellicules et les inégalités des doigts, creusées par l'aiguille en cousant ou en brodant.

En cousant, sans faire usage d'un *doigtier* qui protégerait l'index de la main gauche, on a ce doigt tout chargé par le haut de petites écailles que produisent les piqûres répétées de l'aiguille. Le fil que l'on retient en cousant ou en brodant, sur l'index, ou le quatrième et le petit doigt, les coupe transversalement.

On attend que ces inégalités soient parfaitement sèches; on lave la place avec un linge imbibé d'eau-de-vie pour raffermir la peau, ensuite on choisit un morceau de pierre ponce ayant déjà servi à frotter des corps durs, afin que sa surface soit lisse et douce.

Toutes les petites pellicules, écaillures et grosseurs s'effaceront à mesure que l'on frottera, sans que l'on éprouve de sensations douloureuses. Après on trempe le doigt dans l'eau-de-vie.

103. Secret pour prévenir et guérir les envies.

Les *envies* sont un signe que la peau est trop sèche et qu'elle a besoin d'adoucissants.

Une foule de causes attaquent journellement la peau qui borde les ongles et l'enlève partiellement, c'est ce que l'on nomme des *envies;* si on les néglige, elles s'augmentent beaucoup, deviennent saignantes et très-douloureuses : à toutes les actions, l'*envie* s'allonge et se détache de l'ongle de plus en plus.

Quelques personnes ont la pernicieuse habitude de les arracher et même avec les dents; alors le bord de l'ongle devenu presque à nu, l'*envie* se prolonge souvent jusque près de la première phalange; et si quelque saleté se trouve en contact avec le doigt ainsi déchiré, il s'y détermine un panaris.

Aussitôt qu'on aperçoit une *envie*, on la coupe avec des ciseaux et on la bassine avec une cuillerée de teinture de benjoin ou d'eau-de-vie et autant d'eau; si elle est un peu élargie, on la couvre avec un morceau de taffetas d'Angleterre.

On les prévient en prenant le soir de la pommade de concombre sur le bord des ongles.

104. Secret pour atténuer la sueur des mains.

La sueur des mains ne peut point être arrêtée sans inconvénient pour la santé.

Mais comme la sueur des mains est extrêmement désagréable, parce qu'elle ternit tous les ouvrages que l'on fait, et salit les gants, il faut la combattre par une propreté extraordinaire qui, loin de l'arrêter, lui donne, au contraire, un plus libre cours et favorise son évaporation.

On se lave donc souvent les mains avec de l'eau tiède, on les essuie bien et on se les frotte avec de la pâte d'amande en poudre très-sèche et autant de poudre d'iris de Florence; comme cette poudre est spongieuse, elle s'en empare à mesure qu'elle sort; par ce moyen, on lui laisse suivre son cours indispensable, sans qu'on puisse s'en apercevoir, puisque cette poudre s'en charge et tient la peau sèche, tandis que son parfum empêche l'exhalaison de cette sueur d'être désagréablement remarquée.

XXVII

Des Ongles.

Les ongles sont destinés à protéger l'extrémité délicate des doigts, qui, sans leur secours, se blesseraient facilement contre les corps durs : ils en affermissent la pulpe, et tiennent non-seulement lieu de boucliers, mais encore d'arcs-boutants; ils donnent aussi la facilité de saisir les corps qui échapperaient par leur petitesse, en les appliquant plus exactement sur les corps qu'on palpe, et contribuent ainsi à la perfection du toucher.

Les ongles des orteils affermissent les pieds dans la progression, et mettent les extrémités des doigts à l'abri de l'impression des corps durs.

Les ongles des mains deviennent fortement arqués dans le *troisième* degré de phthisie pulmonaire, surtout lorsque la maladie a suivi une marche lente. Si dans cette affection on laisse croître les ongles, on voit qu'à peine ils ont dépassé le bout des doigts, ils deviennent crochus comme des griffes ou des serres.

La beauté des ongles consiste dans leur figure, leur surface, leur couleur; ils doivent être rosés, transparents, bombés et de niveau avec la chair qui termine les doigts.

Un beau bras, une jolie main demandent des ongles d'une belle forme et surtout bien soignés; c'est l'indice le plus sûr du degré d'importance qu'une femme attache à sa toilette. André Chénier comparait les ongles de sa maîtresse à des feuilles de roses : cette comparaison est aussi juste que gracieuse.

HYGIÈNE DES ONGLES. — Les ongles sont constamment exposés à des frottements qui les détériorent, et cependant, sans leur régularité, leur propreté et leur bonne tenue, il n'est pas plus de belles mains qu'il n'est de jolies bouches avec de vilaines dents.

L'habitude des soins journaliers leur procure un poli, une transparence, qu'une toilette passagère ne peut leur donner.

Il faut les couper souvent et d'un millimètre à la fois et en rond : si on les coupe trop courts, ils se détachent de la chair et ne préservent plus suffisamment le doigt des chocs et des froissures qui peuvent lui être nuisibles ; si on les laisse trop longs, ils sont plus cassants, s'éclatent, se fendent ou s'aplatissent ; le niveau du bout du doigt indique la mesure naturelle.

Il est essentiel de ne rien laisser séjourner dans le vide qu'ils forment avec la peau à leurs extrémités.

Souvent la légère membrane qui enveloppe le contour de l'ongle s'étend outre mesure et cache le petit cintre blanchâtre qui fait si bien ressembler un bel ongle à un pétale de rose. Plus les ongles sont allongés sur la première phalange, plus ils ont de grâce.

Lorsque la peau s'étend sur la racine de l'ongle et le raccourcit, on tire, autant que possible, cette peau avec le pouce, en ayant soin de tremper le doigt dans l'eau de temps en temps pour que la surpeau cède avec plus de facilité. On arrive au même résultat en détachant doucement cette petite peau et en l'enlevant à l'aide d'un canif ou de ciseaux très-fins.

En faisant cette opération, on doit bien se garder d'arracher les petits filaments de peau qui s'élèvent souvent autour des racines de l'ongle, et que l'on nomme *envies* : on les coupe très-près avec des ciseaux.

Les ongles des pieds doivent être coupés carrément, et doivent être nettoyés avec soin chaque fois que l'on se lave les pieds, de manière qu'aucune poussière ne séjourne sous l'ongle.

EMBELLISSEMENT DES ONGLES.

105. Secret pour rendre les ongles brillants, transparents et rosés.

Il faut chaque jour, en terminant sa toilette, se laver les doigts dans une eau tiède aromatisée avec quelques gouttes d'eau de rose, et frotter leurs extrémités sur une éponge et non sur une brosse, parce qu'elle détache les ongles de la chair.

Quand ils seront bien nets, on les polira avec une petite éponge trempée dans un mélange égal de cinabre et d'émeri porphyrisé.

Ensuite, étant bien essuyés, on les humecte d'un peu d'huile d'amandes amères.

En continuant ces soins et ceux de la taille pendant quelque temps avec assiduité, des ongles médiocres de forme et de couleur deviendront beaux et transparents.

On recommande aussi, pour les ongles, l'eau distillée de maruble blanc.

106. Secret pour fortifier les ongles.

Les ongles ont souvent trop de mollesse, ce qui fait qu'ils plient à la moindre résistance et causent ainsi de vives douleurs; on les recouvre, la nuit, de la pommade suivante :

Huile de lentisque....	15 grammes.
Sel blanc............	2 —
Colophane en poudre.	2 gr. 60 cent.
Alun pulvérisé.......	2 60
Cire vierge..........	5 grammes.

On forme de ces substances une pommade.

107. Secret pour prévenir l'exfoliation, les gerçures et les cassures des ongles.

Souvent les ongles sont trop secs, alors ils se courbent, se fendent ou s'exfolient ; pour y remédier, on les amollit avec de l'huile de lin ou un morceau de graisse de porc frais appliqué, la nuit, sur les ongles.

108. Secret pour faire recroître un ongle tombé.

Ce moyen consiste à plonger à plusieurs reprises le doigt privé d'ongle dans de la cire blanche fondue et un peu chaude; il se forme ainsi des couches successives qu'on refroidit et qu'on garde jusqu'à ce que le nouvel ongle étant formé repousse cette enveloppe protectrice.

Autre.

Orpiment.....	7	grammes.
Mauve........	4	—
Aloès.........	4	—
Encens.......	4	—
Cire vierge....	17	—

On fait fondre le tout et on mêle bien ces substances; on applique cette composition sur le doigt malade, on l'enveloppe d'un morceau de peau et on le préserve du contact de l'air, jusqu'à ce que la crue de l'ongle soit entièrement achevée.

109. Secret pour enlever les taches blanches des ongles, appelées MENSONGES.

Les taches blanches qui paraissent sur les ongles, et qu'Horace appelait les *parjures de Barine,* et que nous nommons *mensonges*, se dissipent en appliquant dessus la pommade suivante :

Poix.................... 10 grammes.
Myrrhe.................. 10 —

On fait fondre ces deux substances, et on applique, la nuit, sur les ongles.

110. Secret pour absorber le sang épanché sous l'ongle.

Plantain fraîchement cueilli.. 20 grammes.
Sel blanc.................. 20 —

On pile ensemble et on applique sur l'ongle en forme de cataplasme.

111. Secret pour enlever les taches de cerneaux ou autres fruits sur les ongles et aux doigts.

On les enlève avec du jus de citron ou d'oseille.

XXVIII

Des pieds.

Un joli pied est un charme que la nature ne prodigue pas; il en est dont la perfection ou la difformité sont héréditaires; mais l'éducation conserve l'un et répare l'autre. De l'heureuse structure du pied les anciens philosophes tiraient des inductions relatives aux inclinations de l'âme.

Il existe un certain rapport entre le gros orteil des pieds et des organes plus cachés, qui fait qu'étant pressé, il excite ces organes.

HYGIÈNE DES PIEDS. — La propreté exige qu'on les lave tous les matins avec de l'eau tiède, été comme hiver, qu'on les savonne et qu'on les frotte avec une éponge empreinte d'eau aromatisée de teinture de benjoin; cet usage entretient la beauté des pieds, les préserve des ampoules et des cors, et surtout d'une sueur que le défaut de soin rend quelquefois fétide et nauséabonde.

En se levant, on ne doit point poser les pieds nus à terre; il ne faut point porter de pantoufles dont le talon serait rabaissé, de peur d'exposer le talon au froid ou de le faire devenir trop gros relativement au reste du pied.

Une chaussure trop étroite et trop courte couvre les pieds de cors, de durillons, gâte le pied, le meurtrit, lui fait perdre sa belle forme et donne naissance à ces altérations de la peau qui, à la longue, deviennent un vrai supplice.

Mais cette chaussure fait plus encore : la gêne et la douleur qu'elle cause influent sur la démarche, la taille et le maintien; il est impossible de se tenir bien, de marcher droit, de se présenter avec grâce, lorsqu'on est blessé par un soulier trop étroit.

Il faut que les chaussures soient justes, sans gêner le pied d'aucune façon; il vaut mieux que le pied paraisse moins petit que de l'incommoder, même légèrement; quelque grand qu'il soit, il est encore plus agréable à voir dans une chaussure de sa dimension, que de le comprimer dans une chaussure étroite, qui le déforme et le fait paraître mal conformé.

Il ne faut pas garder au logis les souliers avec lesquels on a marché dehors, même lorsqu'il n'y aurait que peu de boue; le peu qui s'y trouverait ou la sueur produirait une humidité nuisible à la santé.

Il est sain de faire remplacer par une semelle de flanelle la semelle de peau blanche qui garnit l'intérieur des souliers des dames : des souliers ainsi garnis sont préférables à des chaussures fourrées, qui rendent le pied trop sensible à l'impression du froid.

Les personnes à qui la santé est chère devront faire faire la semelle de leurs souliers un peu plus épaisse qu'elle ne l'est ordinairement, et surtout pour habiter une ville comme Paris, où le pavé est humide et froid presque toute l'année. On se mettra ainsi à l'abri de l'humidité, et l'on préviendra par là une foule de maladies qui n'ont pas d'autre cause que le refroidissement de la plante des pieds.

Hoffmann a laissé un manuscrit volumineux qui ne contenait que ces mots : « Tenez-vous les pieds chauds, la tête fraîche, le ventre libre, et moquez-vous des médecins. »

Il est à craindre de demeurer au lit avec les pieds froids; il est bon, en se couchant, de les envelopper dans un morceau d'étoffe de laine bien chaud.

L'usage des *chaufferettes* est extrêmement nuisible. Elles rident, marbrent et dessèchent la peau des membres inférieurs; elles portent le sang à la tête, et donnent des couleurs forcées; de plus, elles répandent souvent une odeur désagréable.

On peut les remplacer par des boules d'eau chaude ou des chauffe-pieds à lampe, qui n'ont point ces inconvénients; mais lorsqu'on est chaussé chaudement, on doit se contenter d'avoir un tapis ou coussin sous les pieds.

EMBELLISSEMENT DES PIEDS.

112. Secret pour fortifier les pieds tendres et sensibles.

Menthe..........	30	grammes.
Sauge...	30	—
Angélique........	90	—
Baies de genièvre..	120	—
Romarin.........	300	—

On fait bouillir un quart d'heure dans 5 litres d'eau.

On y laisse les pieds pendant un quart d'heure. On continue plusieurs jours de suite.

113. Secret pour dissiper complétement la mauvaise odeur de la transpiration des pieds.

(Même que le n° **104**.)

114. Secret pour prévenir les ampoules, cors et durillons.

Les pieds sont exposés à des accidents qu'on peut souvent prévenir. Les ampoules, les durillons, appelés aussi *oignons*, et surtout les cors, en déformant les pieds, causent souvent de vives douleurs; les ampoules sont dues à une extrême délicatesse de la peau qui, lorsque la chaleur la gonfle, se boursoufle et ensuite s'excorie. Quand on est sujet à cet accident, on peut le prévenir avec le pédiluve n° 112, ou en se frottant les pieds, le soir, avec la pommade suivante :

Graisse de mouton fondue.....	30 grammes.
Armoise ou herbe de Saint-Jean fraîchement cueillie et pilée..	10 —

On mêle, et on en oint les pieds.

115. Secret pour guérir les durillons.

Le durillon, appelé aussi *oignon*, est un desséchement de la peau sur l'articulation qui joint l'orteil aux os du pied; il est le résultat de chaussures trop courtes ou trop étroites du bout.

On prend pendant quatre jours des bains de pieds émollients ainsi composés :

Eau........................	5 litres.
Racine de guimauve.........	125 grammes.

On fait bouillir pendant une demi-heure. On y laisse les pieds pendant vingt minutes quand l'eau est devenue tiède.

En se couchant, on applique des feuilles de roses fraîches qu'on fixe avec une bande de toile, en biais. S'il est possible d'employer ce remède pendant le jour, l'effet en sera plus prompt.

Dans tous les cas, ce moyen si simple et si facile calme subitement les souffrances aiguës que causent les *oignons*; et, employé avec persévérance pendant toute la saison des roses, il guérit des cors que l'on regardait comme incurables.

116. Secret pour guérir les cors.

Après avoir pris un bain de pied pour ramollir le cor, on enlève avec l'ongle de l'index ou un instrument tranchant le plus que l'on peut du cor ; puis, en se couchant, on met sur le cor une ou deux feuilles de joubarbe, dont on enlève la fine pelure qui la recouvre et que l'on a fait tremper dans du vinaigre cinq jours à l'avance ; on maintient la feuille au moyen d'une bandelette de toile.

On recommence ainsi pendant huit jours, après quoi le cor ne reparaît plus.

On peut remplacer la joubarbe par une gousse d'ail pilée, ou un petit morceau de galbanum ; mais toujours macéré dans du vinaigre.

117. Secret pour préparer un vinaigre résolutif guérissant les cors et les verrues.

Nitrate acide de mercure.. 15 grammes.
Vinaigre................ 15 —

On mêle et on le conserve dans de petits flacons de cristal. On devra s'en servir avec un pinceau ou une barbe de plume pour en humecter les cors ou les verrues, le soir et le matin. Il ne faut point employer ce vinaigre avec un objet métallique.

118. Secret d'une pommade pour guérir les cors.

Poix........ 30 grammes.
Galbanum... 15 —

On fait dissoudre, d'autre part, dans 2 grammes de vinaigre, 1 gramme 20 centigrammes de sel ammoniac; on y ajoute 5 grammes de diachylum.

On fait fondre le tout au bain-marie et on coule dans une boîte de bois dur.

On en met gros comme une lentille sur le cor, on le recouvre avec un morceau de peau blanche de gant, et au bout de trois jours on enlève le morceau de peau, et le cor viendra avec. On lave ensuite le trou avec de la lessive.

119. Secret pour ne point se fatiguer les pieds en marchant beaucoup.

Les feuilles d'aulne vertes, mises sous la plante des pieds nus, ainsi que l'armoise ou herbe de Saint-Jean, ont la singulière propriété de délasser des fatigues de la marche.

XXIX

Des Cosmétiques.

(DE LEUR PRÉPARATION.)

(*a*) PAGE 20.

SAVON DE TOILETTE.

Savon blanc........	500	grammes.
Blanc de baleine....	62	—
Fiel de bœuf.......	30	—
Miel de Narbonne...	62	—
Essence de romarin..	30	—
Suc de citron.......	30	—
Oléosucre de citron..	62	—
Esprit de roses......	45	—
— de Portugal...	45	—

On fait fondre les substances solides, on mêle les parfums et l'on coule dans des moules.

(*b*) PAGE 20.

EAU DE BENJOIN.

Nous désignons sous ce nom la valeur d'un verre d'eau (160 grammes), dans laquelle on a versé une cuillerée à café (5 grammes) de teinture de benjoin.

(c) PAGE 20.

TEINTURE DE BENJOIN.

Benjoin pulvérisé............. 100 grammes.
Alcool à 86 degrés centésimaux.. 400 —

On fait macérer quinze jours, en ayant soin d'agiter de temps en temps ; on filtre au bout de ce temps.

(d) PAGE 22.

EAU AROMATIQUE DITE EAU DE PARIS.

Esprit trois-six de Montpellier très-fin.. 1 litre.
Eau de mélisse des Carmes.......... 16 grammes.
Essence de citron.................. 8 —
Essence de Portugal................ 8 —
Essence de bergamote............... 8 —
Néroli superfin.................... 2 —
Essence de romarin................. 1 —

On met infuser ensuite toutes ces substances ; on tient le vase fermé dans un endroit chaud, puis on filtre avec un entonnoir dont le dessus est fermé, et l'on conserve cette eau dans des flacons.

(e) PAGE 22.

EXTRAIT DE PORTUGAL.

Alcool à 36 degrés................. 100 grammes.
Huile essentielle d'orange, dite essence de Portugal.

On ajoute graduellement de cette essence dans l'alcool jusqu'à ce qu'on ait obtenu le degré d'odeur que l'on désire.

Après ce mélange, si on laisse reposer dans un lieu

chaud, pendant quelques semaines, ces flacons bien bouchés, on aura un extrait de Portugal parfait.

(*f*) PAGE 23.

(Voir chapitre *de Certains organes*, page 145.)

(*g*) PAGE 26.

BONBONS DE CERISES.

On fait faire par un confiseur de petites dragées avec les amandes extraites des noyaux de cerises bien mûres, et principalement de celles dites *Montmorency*.

On peut aussi les préparer soi-même en les glaçant.

On bat plusieurs blancs d'œufs sur une assiette, et dans lesquels on incorpore du sucre pilé et passé au tamis de soie : cette glace se tient un peu épaisse.

On recouvre les amandes de cerises de cette glace et on laisse sécher. On en prend entre les repas environ 30 grammes par jour.

(*h*) PAGE 30.

RACAHOUT.

Salep de Perse en poudre....	15	grammes.
Cacao caraque —	60	—
Glands doux d'Asie en poudre.	60	—
Fécule de pommes de terre...	45	—
Farine de riz...............	60	—
Sucre en poudre............	250	—

Mêlez toutes ces poudres.

Pour le déjeuner, on le prépare en en faisant bouillir deux ou trois cuillerées combles, dans un demi-litre de lait, pendant quinze ou vingt minutes.

Ce déjeuner est excellent pour rétablir les forces épuisées par les maladies, les fatigues, l'excès des plaisirs, et convient parfaitement aux convalescents et aux personnes maigres, à qui il fait recouvrer parfaitement les forces et l'embonpoint.

AUTRE RACAHOUT.

Cacao caraque en poudre.........	250	grammes.
Farine de riz....................	125	—
Fécule de pommes de terre.......	250	—
Sucre en poudre..................	125	—
Gomme arabique en poudre......	60	—

Mêlez. Même emploi que le précédent, seulement celui-ci excite plus l'appétit.

(i) PAGE 64.

EAU POUR DÉGRAISSER LES CHEVEUX ET LA BARBE AVANT DE LES TEINDRE.

Eau de source ou de rivière filtrée.	300	grammes.
Carbonate de potasse.............	15	—

On fait dissoudre dans l'eau le carbonate de potasse, et on y ajoute deux ou trois jaunes d'œufs que l'on bat bien, pour en opérer le mélange.

POMMADE NOUVELLE POUR TEINDRE LES CHEVEUX EN NOIR.

Nitrate d'argent..................	4	grammes.
Crème de tartre..................	4	—
Ammoniaque.......................	7	—
Axonge ou saindoux..............	8	—

Mêlez ensemble et faites une pommade.

Pour enlever les taches que cette pommade pourrait

laisser aux doigts ou au front, on humecte les taches avec un peu d'eau et on les frictionne avec de l'iodure de potassium. Par cette première opération, les taches deviennent jaunâtres. On achève de les faire disparaître en frictionnant avec un soluté d'hyposulfite de soude ou de chlore.

NOUVELLE TEINTURE CHIMIQUE POUR TEINDRE LES CHEVEUX EN BLOND.

Eau distillée de plantain.	100	grammes.
Nitrate d'argent.........	10	—
Bismuth................	20	—
Acétate de fer..........	10	—

On mélange et on humecte de cette eau les cheveux que l'on veut teindre après les avoir dégraissés.

VINAIGRE DE MILLEPERTUIS POUR OTER LE ROUGE ET LE VINAIGRE DE FARD.

On fait infuser dans :

Vin blanc......................................	1,2 lit.
Fleurs récentes de millepertuis mondées de leur calice.	15 gr.

Au bout de six jours d'infusion, on passe, on filtre et on ajoute :

Teinture alcoolique de baume de tolu.. 15 grammes.

Pour s'en servir, on le mêle avec autant d'eau de rivière.

EAU DE LA REINE DE HONGRIE POUR RAJEUNIR LE VISAGE.

Eau-de-vie...........	60	grammes.
Eau de fleurs de fèves..	120	—
Eau de roses..........	120	—

On mêle ces eaux, et on se lave le visage avec cette composition.

SERKIS POUR RAJEUNIR LE VISAGE ET LE CORPS.

Le serquis ou serkis est une espèce de pied-de-chat qui se prend en forme de thé.

Le pied-de-chat d'Europe (*gnaphalium dioicum*) est une petite plante vivace, inodore, qui croît sur les pelouses sèches des montagnes. Les feuilles sont linéaires, cotonneuses; les feuilles en calathides, les unes fertiles, rougeâtres, les autres stériles, blanches; réceptacle scarieux. Béchique.

Il entre dans la composition du faltrank ou vulnéraire suisse.

Le pied-de-chat d'Asie vient au pied d'une montagne qui est auprès de la Mecque.

Le Grand Seigneur la fait garder avec soin, et quiconque approcherait à une certaine distance de l'endroit où on la cultive serait puni de mort. Les sultanes en font un fréquent usage, et quelques femmes, dans Constantinople, l'achètent au poids de l'or de ceux qui risquent leur vie pour en dérober.

On l'appelle *thé des sultanes.* Paul Lucas en a rapporté en France. Son goût est délicieux; et après l'avoir examiné attentivement, il a trouvé qu'il ressemblait à peu près à celui qui résulterait d'un mélange d'une cuillerée d'eau de vulnéraire spiritueux avec deux cuillerées d'eau de rivière.

La vertu de cette plante est si admirable, qu'elle conserve la fraîcheur, la fermeté et l'embonpoint de telle façon qu'une femme de soixante ans ne paraît pas en avoir plus de la moitié.

Ne pourrait-on pas, en France, obtenir le même effet que celui qu'on attend du serkis, en usant quelquefois du mélange d'eau vulnéraire spiritueuse et de l'eau de rivière dans la proportion que nous avons indiquée?

Telle est la notice que Lecamus nous a laissée sur cette plante merveilleuse.

POMMADE POUR COLLER LES PERRUQUES.

On fait fondre au bain de sable :

Baume d'arcoeus......	240	grammes.
Cire vierge...........	120	—

On bat cette composition jusqu'à ce qu'elle soit très-blanche, et l'on parfume avec :

Essence de bergamote..	30	grammes.

On en applique gros comme une noisette au sommet de la tête, et au-dessus de chaque oreille, pour faire tenir la perruque ou le tour, et les empêcher de tourner.

EAU DITE DE BOTTOT.

Anis	30	grammes.
Cannelle.............	12	—
Girofle...............	12	—

On fait digérer huit jours dans un litre d'alcool à 22 degrés, on filtre et on ajoute :

Essence de menthe.....	4	grammes.
Teinture d'ambre......	10	—

Elle raffermit les gencives et est très-utile dans toutes les maladies de la bouche.

ÉLIXIR DE ROSE POUR PARFUMER L'HALEINE.

Alcool....................	375	grammes.
Clous de girofle...........	1	—
Cannelle de Ceylan........	23	—
Gingembre................	4	—
Essence de Portugal.......	1	—
Essence de menthe poivrée..	8	—

Essence de roses, 25 centigrammes, que l'on fait dissoudre dans 8 grammes d'eau de rivière.

On mélange le tout; puis on laisse infuser pendant quinze jours, hermétiquement fermé; on filtre après ce temps dans un entonnoir fermé, et l'on conserve dans un flacon.

On l'emploie dans la proportion d'une cuillerée à café par verre d'eau.

PASTILLES ODORANTES POUR PARFUMER LES APPARTEMENTS.

Benjoin en poudre.........	15	grammes.
Santalon cascarille.........	4	—
Charbon de braise en poudre.	60	—
Nitre ou salpêtre...........	4	—

On mêle toutes ces substances dans un mortier, et l'on y ajoute de la dissolution épaisse de gomme adragante dans la proportion de 30 grammes par demi-litre d'eau.

MASQUE VÉNITIEN POUR CONSERVER LA FRAICHEUR ET L'ÉCLAT DU TEINT.

Farine de gruau........ 45 grammes.
Un blanc d'œuf.

On mélange et forme une pâte. On étend cette pâte sur

le visage pour la nuit, et le matin on l'enlève avec de l'eau de cerfeuil.

Le principal mérite de cette composition est d'assouplir la peau en y retenant les produits de la transpiration insensible.

AUTRE MASQUE DE VENISE.

Farine d'orge mondé... 90 grammes.
Miel blanc de Narbonne. 35 —
Un blanc d'œuf.

AUTRE MASQUE DE NORVÉGE.

On délaye dans de la crème une certaine quantité de farine de haricots et des quatre semences froides en poudre.

Même emploi que les précédents.

TEINTURE D'AMBRE.

Ambre.................. 1 gramme.
Alcool à 80 degrés...... 24 grammes.

On fait macérer dans une bouteille bien bouchée et on filtre.

FIN.

Paris. — Typ. de Mme Ve Dondey-Dupré, r. St-Louis, 46.

TABLE DES MATIÈRES

FIN DE LA TABLE DES MATIÈRES.

Paris. — Typographie de Mme Ve Dondey-Dupré, rue Saint-Louis, 46.

www.ingramcontent.com/pod-product-compliance
Ingram Content Group UK Ltd.
Pitfield, Milton Keynes, MK11 3LW, UK
UKHW012215240726
13966UKWH00003B/781

9 782012 467521